《专科护士临床工作手册》丛书

疼痛管理护士
临床工作手册

主　审　李乐之

主　编　姜志连

副主编　陈谊月　肖　树

编　者　（以姓氏笔画为序）

朱　进　伍彩红　伍晶晶　李怡萱　杨　丽　肖　树

肖可为　肖扬帆　邱　丹　陈谊月　范　黎　赵兴娥

胡　佳　姜志连　卿美英　黄志芳　曹　翔　舒　纯

谢晓炜

人民卫生出版社

图书在版编目（CIP）数据

疼痛管理护士临床工作手册 / 姜志连主编 . —北京：人民卫生出版社，2018

ISBN 978-7-117-26941-4

Ⅰ.①疼… Ⅱ.①姜… Ⅲ.①疼痛 - 护理 - 手册 Ⅳ.①R473-62

中国版本图书馆 CIP 数据核字（2018）第 130996 号

| 人卫智网 | www.ipmph.com | 医学教育、学术、考试、健康，购书智慧智能综合服务平台 |
| 人卫官网 | www.pmph.com | 人卫官方资讯发布平台 |

疼痛管理护士临床工作手册

主　　编：姜志连
出版发行：人民卫生出版社（中继线 010-59780011）
地　　址：北京市朝阳区潘家园南里 19 号
邮　　编：100021
E - mail：pmph @ pmph.com
购书热线：010-59787592　010-59787584　010-65264830
印　　刷：北京铭成印刷有限公司
经　　销：新华书店
开　　本：710×1000　1/16　印张：13
字　　数：240 千字
版　　次：2018 年 8 月第 1 版　2019 年 4 月第 1 版第 2 次印刷
标准书号：ISBN 978-7-117-26941-4
定　　价：45.00 元
打击盗版举报电话：010-59787491　E-mail：WQ @ pmph.com
（凡属印装质量问题请与本社市场营销中心联系退换）

　　根据《中国护理事业发展规划（2016—2020年）》要求，为大力发展专科护理，提高临床护士的专业能力，提升护理服务的专业化程度，帮助护士更好地进行职业规划，中南大学湘雅二医院根据2007年5月卫生部颁布的《专业护理领域护士培训大纲》的内容和要求，充分发挥医院作为湖南省专科护理质量控制中心的优势，结合医院护理专业小组的宝贵工作经验，组织编写了这套《专科护士临床工作手册》。

　　本丛书由医院护理部正副主任、科护士长担任主编，主编同时也是各护理专业组的牵头人，各专业组组长、副组长担任副主编。丛书包括12本，其中《静脉治疗护士临床工作手册》由李乐之教授主编，《急危救治护士临床工作手册》由李亚敏教授主编，《糖尿病联络护士临床工作手册》《营养管理护士临床工作手册》由黄金教授主编，《围手术期管理护士临床工作手册》《教学护士临床工作手册》由赵丽萍教授主编，《造口伤口护士临床工作手册》由曾立云主编，《疼痛管理护士临床工作手册》由姜志连主编，《药疗咨询护士临床工作手册》由欧尽南主编、《康复护士临床工作手册》由何桂香主编，《心理联络护士临床工作手册》由陈琼妮主编，《礼仪促进护士临床工作手册》由周昔红主编。

　　在编写过程中，始终强调理论与实践相结合，将临床实践经验归纳总结并提升到理论高度，对临床实践有较强的现实指导意义。同时，注重篇幅适宜、内容精练、便于记忆、实用性强，旨在为医院从临床专业护士的遴选、培训、晋级管理等方面提供参考建议；也可为临床专科护士提供理论、实践指导。

中南大学湘雅二医院

2017年6月

中南大学湘雅二医院始建于1958年,是国家教育部重点高校——中南大学附属的大型综合性三级甲等医院,是国内学科最齐全、技术力量最雄厚的医院之一。医院脱胎于1906年美国雅礼协会在中国创办最早的西医院之一——雅礼医院,素有"南湘雅"之美誉。经过几代人六十年的努力,湘雅二医院不断发展壮大,医疗护理、医学教育及科学研究均居于全国前列水平。医院拥有两个国家临床医学研究中心、6个国家重点学科以及包括临床护理在内的23个国家临床重点建设专科。作为湖南省专科护理质量控制中心挂靠单位,牵头指导全省15个专科领域专科护士的培养与认证工作。

为响应国家医改目标导向,深入开展优质护理服务示范工程,建设一流临床护理重点专科,进一步提高护士专业素养和综合素质,医院积极探索适应新形势、满足护理新需求的专科护士培养途径。近十年来,依托医院优势学科,借助开展湖南省专科护士培训工作的经验,结合医院护理学科发展实际,构建了多部门多学科联动的专科护士培养体系,整合了院内12个护理专业小组,从培训、考核、研究、质控以及专科护士层级培养与使用等方面开展了大量卓有成效的工作。

为继承湘雅优良传统,弘扬医院文化理念,展示我院建院六十年来在护理学科建设尤其是护理人才培养方面的经验与做法,护理部组织12个护理专业小组编写了这套《专科护士临床工作手册》丛书,从每个领域专科护理发展的历史沿革、组织与管理、质量控制等方面介绍了医院对专科护士的培养与使用策略;每本书还重点介绍了各领域专科护士必备的知识和基本技能,为专科护士打好理论和实践基础提供支持与借鉴。丛书的出版,将为广大读者带来新的视角、新的理念和新的方法,为护理学生和临床护士规划职业生涯和提高专业素养提供新的参考,为护理管理者谋划学科发展提供新的思路。

我院将在习近平新时代中国特色社会主义思想指引下,始终秉承"公勇勤慎、诚爱谦廉、求真求确、必邃必专"的湘雅校训和"团结、严谨、求实、创新"的院训,践行"技术硬如钢,服务柔似水"的二院文化理念,不断完善专科护士的培养模式,与全国护理工作者一道,共同提高专科护理水平,造福更多病人,为健康中国建设作出新的更大的贡献。

中南大学湘雅二医院院长
周智广
2018 年 4 月于长沙

2011年3月8日,国务院学位办颁布了新的学科目录设置,其中护理学从临床医学二级学科中分化出来,成为了一级学科,这给护理学科发展提供了广阔的空间,也给护理工作者提出了如何定位护理学科以及如何加强学科建设、提升护理学科内涵与质量的问题。广大护理工作者围绕培养护理人才、夯实护理基础、提升护理专科化水平、加强科学管理和创新护理手段等方面开展了大量卓有成效的工作,促进护理学科迅速发展,使其逐渐成为既与临床医学有交叉又有自身特色的独立学科体系。

临床护士专业化,是临床护士在专业上发展的新领域,是护理学科建设的重要元素,是适应社会进步和诊疗技术不断发展的重要手段,是保证护理工作质量、合理使用护理人力资源、构建护理人才梯队以及体现护士专业价值的重要举措。提升临床护士的专业化水平,需要在建立护士专科培训和管理使用机制的基础上,加强专业知识和专业技能培训,增加护士工作责任感、成就感,进而提高他们在不同专科领域的能力。

中南大学湘雅二医院系国家卫计委临床护理重点专科建设项目单位,湖南省专科护理质量控制中心挂靠单位。医院以建设国家临床护理重点专科为契机,借鉴培养、认证、考核湖南省专科护士方面的经验,构建学科联动专科护士培养体系,联合医务部、教务部、药学部及营养科等部门及各临床专科,成立12个护理专业小组,从培训、考核、研究及质控以及专科护士层级培养与使用等方面开展了大量工作,取得有目共睹的成效,并在湖南省专科护士能力提升大赛中斩获冠军。

为分享在专科护士培养与使用方面的经验,中南大学湘雅二医院组织各专业组长及专科护士编写了这套《专科护士临床工作手册》丛书,共12本,由医院护理部正副主任、科护士长担任主编,各专业组组长、副组长担任副主编。丛书共12本,涵盖了静脉治疗、围手术期管理、急危救治、糖尿病联络、康复护理、造口伤口护理、营养管理与支持、疼痛管理、心理联络以及药疗咨询等病人需求大、专业化要求高的领域,也包括了临床教学、护理礼仪促进等提升护理管理水平的领域。丛书既介绍了专业组构建与管理相关的信息,也介绍了各领域专科护士必备的专业知识与专业技能,对规范专科护士培养以及拓宽专科护士专业视野、提升专业能力有良好的借鉴作用。

探索科学、有效的专科护士培养与使用策略,不断提升临床护士专业化水平,促进临床护士适应社会的进步、医学专业的发展和人民群众对美好生活的期盼,是广大护理管理者和护理教育者恒久关注的话题,也是广大临床护士努力的方向。期待丛书的出版,能为护理工作者提供一些新的思路,也为护理学科发展注入新的生机和活力。

中南大学湘雅护理学院院长
唐四元
2018 年 3 月

为了规范临床疼痛护理管理,提升临床护士的疼痛管理能力,编写团队对临床疼痛管理的相关理论知识与实践进行梳理并编写了《疼痛管理护士临床工作手册》一书,旨在向广大临床护士提供一本具有实用性、指导性和可操作性的疼痛管理指导手册。

疼痛是常见的临床症状之一,已成为继体温、脉搏、呼吸、血压四大生命体征之后的"第五生命体征",并日益得到重视。随着现代医疗护理发展的不断专业化、人性化,疼痛护理管理在临床工作中发挥着越来越重要的作用。因此,临床护理工作者应具备扎实的疼痛管理理论知识和实践技能,从而为病人减轻疼痛,提供更优质的护理服务。

本书以实用为原则,较全面地介绍疼痛管理的理论和方法,着重于临床疼痛护理管理的实用理论和技术,条理分明,易于理解和掌握。全书分3篇,共17章,主要涵盖了疼痛管理护士的历史沿革,疼痛管理护士的组织、实施与管理,临床疼痛管理护士必备的基础知识与技能,并从不同的专科角度,较系统而全面地阐述了各专科疼痛的护理管理,为从事疼痛护理管理的护士提供理论依据,对临床疼痛护理工作提供有益的指导,有较强的参考价值。

本书由长期从事疼痛护理和各专科临床疼痛管理的资深护士共同编写,以疼痛学和护理学为基础,参考多部专著、文献,引进最新的疼痛管理理念,融入编者丰富的临床疼痛护理经验和体会,力求更好地体现本书的科学性、学术性和实用性。本书适用于广大护理人员、社区保健人员及护理专业学生,也可作为各医院临床疼痛管理护士及相关人员的工作指南。

本书虽然经反复讨论、修改和审阅,但是鉴于能力有限,疏漏和不足之处在所难免,敬请读者提出宝贵意见。

姜志连

2018 年 4 月

目 录

第一篇 概　述

第一章　疼痛管理护士的历史沿革……………………………………… 1

第一节　疼痛管理护士的产生……………………………………… 1
第二节　疼痛管理护士的发展……………………………………… 2
第三节　疼痛管理护士的现状……………………………………… 4
第四节　疼痛管理护士的前景……………………………………… 5

第二章　疼痛管理护士的组织与管理…………………………………… 7

第一节　疼痛管理护理专业组的构建……………………………… 7
第二节　疼痛管理护士的资格认证与要求………………………… 8
第三节　疼痛管理护士的素质要求………………………………… 12

第三章　疼痛管理的质量管理…………………………………………… 14

第一节　疼痛管理质量标准与考核办法…………………………… 14
第二节　疼痛管理的护理会诊……………………………………… 20

第二篇　疼痛管理护士必备知识

第四章　疼痛的概念及分类……………………………………………… 23

第一节　疼痛的概念………………………………………………… 23
第二节　疼痛的分类………………………………………………… 26

第五章　疼痛治疗的原则和方法………………………………………… 34

第一节　疼痛治疗的原则…………………………………………… 34
第二节　疼痛治疗的方法…………………………………………… 35

第六章　镇痛药物·· 45

　第一节　概述··· 45
　第二节　麻醉性镇痛药物·· 46
　第三节　非甾体消炎镇痛药·· 50
　第四节　其他药物··· 54

第七章　急性疼痛的护理管理··· 60

　第一节　急性疼痛的概述·· 60
　第二节　创伤性疼痛的护理管理··· 62
　第三节　烧伤疼痛的护理·· 69
　第四节　与疾病状态相关的急性疼痛·· 76
　第五节　术后疼痛的护理管理·· 83

第八章　慢性疼痛的护理管理··· 92

　第一节　概述··· 92
　第二节　神经病理性疼痛的护理管理·· 95
　第三节　头面部疼痛的护理管理··· 102
　第四节　颈肩腰部疼痛的护理管理·· 106
　第五节　风湿性疼痛的护理管理··· 110

第九章　癌性疼痛的护理管理··· 119

　第一节　概述··· 119
　第二节　癌性疼痛的治疗方法··· 122

第十章　妇产科疼痛的护理管理·· 134

　第一节　概述··· 134
　第二节　月经疼痛的护理·· 134
　第三节　分娩疼痛的护理管理·· 139
　第四节　妇产科急腹症疼痛的护理·· 144

第十一章　临终关怀中的疼痛管理·· 148

　第一节　概述··· 148
　第二节　临终疼痛的护理管理·· 149

第三篇　疼痛管理护士必备技能

第十二章　疼痛评估 ···················· 154

　第一节　疼痛评估的原则 ···················· 154

　第二节　疼痛评估的内容 ···················· 156

　第三节　临床常用疼痛评估工具的选择与应用 ···················· 157

　第四节　疼痛评估中的注意事项 ···················· 168

第十三章　与疼痛病人的沟通交流技巧 ···················· 169

　第一节　疼痛评估中的沟通交流技巧 ···················· 169

　第二节　疼痛治疗的沟通交流技巧 ···················· 171

第十四章　镇痛药物给药技术 ···················· 173

　第一节　镇痛药物口服给药技术 ···················· 173

　第二节　镇痛药物注射给药技术 ···················· 173

　第三节　镇痛药物局部给药技术 ···················· 177

第十五章　疼痛的物理治疗 ···················· 179

　第一节　概述 ···················· 179

　第二节　冷疗与热疗镇痛法 ···················· 181

第十六章　疼痛的心理疗法 ···················· 185

　第一节　疼痛心理学概述 ···················· 185

　第二节　影响疼痛的社会心理因素 ···················· 186

　第三节　疼痛的心理疗法 ···················· 186

第十七章　疼痛的健康教育 ···················· 189

　第一节　疼痛健康教育的意义 ···················· 189

　第二节　疼痛健康教育的内容 ···················· 190

　第三节　疼痛健康教育的方法 ···················· 191

参考文献 ···················· 193

第一篇

概　　述

第一章　疼痛管理护士的历史沿革

第一节　疼痛管理护士的产生

一、疼痛管理护士的起源

疼痛管理护士属于专科护士的一个分支,有时称疼痛专科护士。1993 年,美国加利福尼亚临床癌症中心(City of Hope National Medical Center)为护士开设疼痛管理课程,包含基础理论课和临床专业核心课共 40 学时,内容为"疼痛专责护士(pain resource nurse, PRN)培训项目"。这个首次设立的课程旨在使护士在疼痛管理中发挥积极作用,成为疼痛管理护士及其培训的雏形。

二、疼痛服务组织形式的产生

(一)急性疼痛服务中心(acute pain service, APS)

美国、德国、英国等发达国家自 20 世纪 80 年代中期开始,相继成立了APS,由麻醉医生、外科医生、专门训练的护士及药剂师等组成,专职负责疼痛的治疗和管理,大大提高了术后的镇痛效果,降低了并发症的发生率,使手术后镇痛治疗的安全性有了根本的改善。APS 管理模式主要有以下几种:

1. 以麻醉医生为基础(anesthesiologist-based)的管理模式。

2. 以护士为基础(nurse-based)的管理模式。

3. 目前最佳的急性疼痛管理模式,即以护士为基础、以麻醉医生为督导的急性疼痛服务体系(nurse-based, anesthesiologist-supervised APS, NBAS-APS)。该模式的主要特点在于能充分发挥护士在疼痛管理中的作用,从而有效提高镇痛效果和病人的总体满意度。NBAS-APS 模式具体内容包括:①成立包括麻醉医生、外科医生、护士的疼痛管理委员会,协调并指导全院的疼痛管理工作;②成立以护士为基础的疼痛管理小组;③对疼痛管理护士进行全面的疼痛知识培训;④护士定期进行疼痛评估;⑤护士及时执行镇痛医嘱;⑥护士对病人进行疼痛知识宣教。

(二)疼痛科和疼痛门诊

2007 年 7 月 16 日,卫生部签发文件,确定在《医疗机构诊疗科目名录》中增加一级诊疗科目"疼痛科",主要在二级以上医院开展这项诊疗服务,进行慢性疼痛性疾病的诊断与治疗。疼痛门诊的模式有:

1. 多学科疼痛诊疗中心 医院将康复科、针灸科、理疗科和疼痛门诊等相关学科的人员整合在一起,组建疼痛诊疗中心。

2. 以神经阻滞治疗为主的疼痛科 该模式在当前最常见,基础是以麻醉医生为主的疼痛门诊,主要业务为慢性疼痛的诊疗。

3. 以理疗为主的颈肩腰腿痛专科。

(三)无痛病房

缓解疼痛是病人的基本权利,也是物质文化水平和生活质量提高的必然结果。在欧美发达国家,为病人消除疼痛已经成为医生公认的基本观念,许多医院都有专门的科室对疼痛进行综合管理。因此,无痛病房应运而生。我国在 2010 年开始借鉴国际疼痛管理经验,建立"无痛病房"。现代医学认为,疼痛应当积极控制,以免造成恶性循环,影响人的机体功能。医院有了各种先进的止痛药,同时病人也需要先进的镇痛方案为他们提供更人性化的服务,现在的"疼痛管理病房"也是在无痛的原则下,通过医护人员对病人进行积极的医疗和护理工作,减少病人的痛苦,使其轻松完成治疗过程。

(四)院内疼痛会诊

对于相对疑难的、有镇痛需求的慢性疼痛病人,如癌性疼痛、疱疹后神经痛、骨关节疾病的相关疼痛、糖尿病性神经痛等,由病房主管医生提出申请,疼痛科、麻醉科医生和相关专科专家及时进行镇痛会诊,并定期随访。

第二节 疼痛管理护士的发展

一、国外疼痛管理的发展

(一)疼痛诊疗和护理的发展

每个人对于疼痛都有自己的切身体验,疼痛不是一个新的概念,但疼痛的诊疗和护理却是一个新的热点课题。美国麻醉学教授 E. A. Rovenstine 早在 1936 年创办专门治疗痛症的诊疗机构"pain clinic",疼痛治疗开始走上专业化道路;1965 年 Melzack 和 Wall 提出了疼痛闸门控制学说,成为疼痛研究史上的一个重要里程碑;1973 年国际上成立了最大的集疼痛临床、教学和科研多学科为一体的专业组织——国际疼痛研究学会（International Association for the Study of Pain, IASP）；1975 年在意大利佛罗伦萨召开了第一届国际疼痛研究会，以后每 3 年举行 1 次会议，同年出版了 *Pain* 杂志；1984 年在荷兰鹿特丹召开了第一届国际疼痛治疗会议，出版了 *Pain Clinic* 杂志；1995 年世界疼痛大会将疼痛确认为继呼吸、脉搏、体温和血压之后的人类“第五大生命体征”。自 2004 年开始，IASP 确立每年 10 月 11 日为“世界镇痛日”。近几十年来，随着医学模式的转变和科学技术的进步，越来越多的学者开始关注疼痛给人类造成的痛苦并投身于疼痛的治疗和研究工作，疼痛医学蓬勃发展起来，与此相适应的疼痛护理学也逐渐成为一门独立的护理学分支。

（二）疼痛管理护士资格认证形式的发展

对专科护士认证和再认证是保证其工作能力的重要手段。国外对疼痛管理护士的选拔与培养均采用资格认证形式确定，对于学历、护理工作时数及复审要求均作出了说明。

美国权威的认证形式是资格考试，其授权部门通常是各州的护理学会。疼痛管理护士由美国护士资格审查中心（American Nurses Credentialing Center, ANCC）和美国疼痛管理护理学会（American Society of Pain Management Nurses, ASPMN）联合认证。申请者在完成疼痛管理护士培训计划并取得硕士学位证书后，仍须具备以下几个条件且通过疼痛管理资格考试者才能成为疼痛管理护士：①具备有效的美国注册护士执照；②作为注册护士在美国有 2 年以上的工作经验；③在申请考试之前的 3 年内至少从事过 2000 小时与疼痛相关的护理工作，例如疼痛的评估和管理、疼痛教育和研究等；④在申请考试之前的过去 3 年内参加过 30 小时的继续教育，其中至少有 15 小时是与疼痛相关的。

二、国内疼痛管理的发展

我国的疼痛治疗工作始于 20 世纪 80 年代初，一些大专院校附属医院和基层医疗单位纷纷开设了疼痛治疗门诊和疼痛病房。1988 年在河北省承德市成立中华医学会麻醉学会疼痛治疗专业组；1989 年召开了第一届东西方疼痛会议，在北京成立中华疼痛研究会（CASP）；1990 年中华疼痛研究会成为国际疼痛学会的下属分会，这标志着我国的疼痛治疗工作已经进入了国际专业研究行列；1992 年 CASP 正式改名为中华医学会疼痛学会，并成立了麻醉和镇痛等学组。这些疼痛相关学会的成立、学术会议的召开在疼痛管理领域起到了积极的促进作用。

我国新一轮医院评审工作中，原卫生部《三级综合医院评审标准实施细则（2011 年版）》第四章“医疗质量安全管理与持续改进”的内容中，首次将

"疼痛治疗管理与持续改进"列入评审标准。近年来,较多的综合医院根据JCI(国际医院联合评审委员会)标准,增设了以病人为中心的疼痛管理标准及医疗机构疼痛管理标准,要求护士必须接受相关培训,明确护士在疼痛管理中的角色与责任,并将疼痛控制的满意度作为评价护理质量管理的指标之一。护士在疼痛管理中独特的关键作用正日益显现出来。

第三节 疼痛管理护士的现状

1. 管理职责不明确,作用未得到重视 目前我国疼痛管理专业的组成人员以麻醉医生为主,而当前国外已倾向于以护士为主体的模式。JCAHO(保健组织评价委员会)提倡成立一个多学科的护理委员会,制定相应的规章制度和管理质控标准,但国内大多数医院无明确的疼痛护理常规制度和质量标准,疼痛管理中护士的职责也模糊不清。在临床实际工作中,护士很难体现作为疼痛的主要评估者、教育和指导者等的地位与作用。在疼痛管理中护士只是简单、被动地成为医嘱的执行者,而忽略了护士应承担的其他职能。

2. 疼痛评估未发挥临床指导用药的作用 医院内的许多规定制约了有效镇痛法的实施和落实,病房护士只能按各种护理规定去处理疼痛。从职责上来看,必须先有医生开出镇痛医嘱,护士后执行医嘱帮助病人止痛,而国内医生对于疼痛知识、观念等新的认识更新不够,常导致对疼痛的处理不积极。护士对每个病人的疼痛进行持续性评估,医生并没有根据评估的疼痛程度而及时下达镇痛药物医嘱。多数情况下,护士只能采用非药物镇痛方法来减轻病人的疼痛,这就意味着疼痛评估与临床止痛药物的实际应用存在着差别。

3. 镇痛药物使用障碍 获得治疗各种中、重度疼痛的阿片类镇痛药途径烦琐。有研究发现,目前全球范围有 55 亿人(占全球人口的 83%)可获取阿片类药物治疗疼痛的水平较低;2.5 亿人(4%)不能充分获得,甚至有无法获取此类镇痛药物的国家;而仅 4.6 亿人(7%)可以充分获得阿片类药物治疗疼痛,仅部分工业化国家的人口可以保证充分获得阿片类药物治疗疼痛。各个层面存在害怕药物成瘾等副作用,限制使用阿片类镇痛药。全球范围用于缓解疼痛的阿片类镇痛药消耗不足,因此,护士使用药物帮助病人减轻疼痛未能发挥明显作用。

4. 疼痛治疗观念及态度陈旧,缺乏疼痛管理知识 传统观念认为只有在疼痛难以忍耐时才可以实施镇痛,连续使用镇痛药即可成瘾或者会影响伤口愈合等,混淆麻醉药的成瘾性、耐药性和依赖性等概念,控制癌症疼痛缺乏信心等陈旧观念,大大阻碍了护士实施疼痛管理。护理课本中介绍疼痛管理的知识少,学校对疼痛管理知识教育缺乏针对性,临床疼痛管理知识继续教育欠缺,疼痛管理护士难以获得疼痛管理的新知识、新理念,造成护士的疼痛知识缺乏和滞后。目前有许多医院还没有将疼痛评估纳入护理工作常规,疼痛评估缺乏常规性,如护士会常规地监测术后病人的体温、血压、脉搏和呼吸,但不常规观察疼痛,加之未完全掌握疼痛评估工具等,导致疼痛评估不及时、不准确,在临床工作中只是机械性地执行医嘱,很少注意观察病人对疼痛的反应及止痛效果。

第四节 疼痛管理护士的前景

一、疼痛管理的发展趋势

1. 疼痛管理多学科化 目前我国的疼痛治疗模式多为疼痛门诊,隶属于麻醉科,但"疼痛"是一个跨学科的生理或病理现象,疼痛科接待的病人来自于不同的科室、不同的性别、各个年龄层次等,而且病人还常常带有不良的情绪,甚至有心理障碍。因此,未来疼痛管理需要多学科人员组成团队实施。

2. 疼痛管理知识普及化 尽管疼痛管理有了明显的进步,但临床中疼痛控制不力现象比较普遍。国内外的临床经验告诉我们,影响疼痛充分治疗的障碍可能来自于多个方面,如病人担忧镇痛药成瘾、耐药和不良反应;疼痛会分散医生治疗原发病的注意力;被认为不是"好"病人;医护人员对疼痛给病人所造成的机体损害和心理痛苦认识不足;疼痛评估不主动和不及时、疼痛治疗知识缺乏等。因此,有学者提出在医学院校职业教育、本科和研究生教程中开设足够的有关疼痛管理内容的课程,促使其掌握疼痛管理知识。医护人员有相关疼痛的继续教育经历,从而使临床工作人员能有效评价疼痛,分析疼痛原因,正确处理疼痛,并向病人及家属进行疼痛健康教育,最终达到医护人员、病人及其家属均具有疼痛管理知识的目的。

3. 疼痛管理正规化 国际医院联合评审委员会(Joint Commission International, JCI)制定的医疗服务标准有疼痛的规范化管理标准。如 2006 年卫生部对医生和护士进行的麻醉药品规范化培训,是加强疼痛诊疗工作科学管理,促进疼痛管理工作走向正规化、规范化,促使疼痛医学取得成功的关键环节之一;卫生部《三级综合医院评审标准实施细则(2011 年版)》将"疼痛治疗管理与持续改进"列入评审标准等,以上这些都有助于疼痛管理正规化。

4. 疼痛管理研究常态化 加强多学科之间的相互交流,积极开展疼痛的基础与临床实践研究,举办相关的学术会议,编写疼痛护理学相关教材,使疼痛管理研究常态化,为帮助病人解除疼痛提供循证依据。

二、疼痛管理护士的发展趋势

与发展迅速的疼痛医学相比,疼痛管理护士队伍建设还处于起步阶段,仍需不断探索和完善,疼痛管理护士的规范化建设任重而道远。

疼痛管理中护士承担着核心角色,参与对病人进行疼痛评估、与医生及药剂师合作共同计划并实施镇痛措施、严密观察病人对疼痛治疗的反应、保证疼痛管理的安全性和有效性等活动。当病人因分娩、手术、癌症等多种原因经历急性或慢性疼痛时,疼痛管理护士可用疼痛相关知识与技能进行临床决策,提出疼痛护理诊断,制订护理计划,提供全面的护理措施,并评价疼痛管理的有效性等。在不远的将来,疼痛管理护士在疼痛管理中必定承担起主导、协调、实施和培训等重要作用。

(黄志芳　胡　佳　李怡萱)

第二章　疼痛管理护士的组织与管理

第一节　疼痛管理护理专业组的构建

一、指导思想

构建疼痛管理护理专业组,旨在培养疼痛护理专业人才,提高院内各专科的疼痛管理能力,建立疼痛预防、治疗护理、科研平台;通过掌握疼痛学科的发展前沿,实现疼痛信息资源的共享,最终带动疼痛护理管理的发展。

疼痛管理护理专业组的建立,提高了疼痛管理护士的疼痛护理技能,促进了疼痛护理管理的规范化发展,提升了疼痛护理服务水平及其职业认可感,有利于构建和谐的护患关系,提高病人的满意度。

二、组织管理架构

疼痛管理护理专业组在护理部的直接管理和指导下开展工作。护理部成立疼痛管理护理专业组,设立组长、副组长各 1 名;下设质量控制、教学培训、科研管理、宣传交流共 4 个小组,分别负责疼痛管理护理中的质控、培训、科研、宣传交流等工作,每组各设小组长 1 名(图 2-1)。

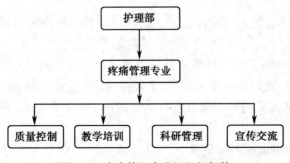

图 2-1　疼痛管理专业组组织架构

三、专业组的工作职责

1. 完善疼痛管理制度　包括专业组职责、文书记录规范、疼痛会诊制度、疼痛知识培训制度及疼痛护理质量评价标准等。

2. 组织疼痛管理培训,参与护理部考核本院的疼痛管理护士　根据临床需求,定期与不定期地组织疼痛理论及技能培训,参与护理部对本院疼痛管理护士的考核。

3. 开展疼痛质量控制　参与全院临床疼痛护理管理,对疼痛评估工具的正确选择与使用、疼痛的记录、疼痛的处理等疼痛护理质量进行评价,分析现存的问题及原因,探讨改进措施。

4. 探索疼痛专业领域的护理科研与成果转化　开展疼痛管理及相关领域的护理研究和技术革新,并将研究成果应用于本专业领域的临床实践。

第二节　疼痛管理护士的资格认证与要求

一、疼痛管理护士的遴选条件

1. 热爱本职工作,有奉献精神,工作责任心强,有爱心,沟通能力强,刻苦钻研业务,具有良好的医德修养。

2. 身体健康,年龄在 40 岁以下。

3. 护理专科及以上学历,护师及以上职称;具有 2 年以上临床护理工作经验的注册护士,自愿参加疼痛管理课程的学习与实习,热衷于疼痛管理。

4. 具有扎实的医、护及疼痛相关理论知识,熟练操作技能,有较强的逻辑思维和语言表达能力,且具有一定的教学与科研能力。

二、疼痛管理护士的培训与考核

疼痛作为"第五大生命体征",正日益受到我国医务人员的重视,疼痛管理质量的好坏是衡量医院医疗服务质量的重要指标之一。护士疼痛管理的知识和技能直接影响着疼痛管理的质量。通过规范的培训,护士可以更好地掌握疼痛管理的相关理论及临床技能,了解疼痛诊疗前沿,提高护理人员的专业服务能力,提供优质的护理服务。疼痛管理护士的培训采用理论与实践相结合的培训模式。

（一）理论培训原则与要求

理论培训旨在使疼痛管理护士能够熟练掌握疼痛管理理论和操作技能,

为解决临床疼痛实际问题做铺垫。培训方法以集中培训与自学相结合。教学以多媒体教学为基础,结合知识讲授、病例分析、小组讨论、角色扮演等多种灵活多变的形式对护士进行培训。

课程培训师资包括疼痛学、麻醉学、肿瘤医学、康复医学专家及护理专家等,理论学习以本院编写的疼痛管理手册作为蓝本,结合疼痛管理的前沿理论,完成以下学时的理论课程学习(表2-1)。

表2-1　理论培训内容与学时安排

项目	培训内容	参考学时
1	疼痛学简介	2学时
2	疼痛管理护士的组织与管理	2学时
3	疼痛管理的质量管理	2学时
4	疼痛的概念、分类与治疗	4学时
5	疼痛的评估	3学时
6	镇痛药物	3学时
7	急性疼痛管理	4学时
8	慢性疼痛管理	4学时
9	癌性疼痛管理	3学时
10	妇产科疾病疼痛管理	3学时
11	临终病人疼痛管理	2学时
12	疼痛的沟通交流技巧	2学时
13	疼痛的给药技术	2学时
14	疼痛的物理治疗	2学时
15	疼痛与心理护理	2学时
16	疼痛健康教育	2学时
17	最新疼痛管理知识(疼痛进展)	2学时

(二)实践培训原则与要求

实践培训安排在医院和社区两个层面完成,使疼痛管理护士适应不同环境的病人疼痛管理,其中医院实习点包括两项:疼痛门诊和疼痛病房。施行一对一带教,要求掌握疼痛评估及疼痛管理的沟通技巧、护理用疼痛治疗仪器的使用方法、临床疾病疼痛的护理、各种镇痛方法的配合实施等。

(三)考核原则与要求

由护理部组织对理论知识(占40%)、临床实践(占30%)、个案报告小讲课(占10%)、心得体会(占5%)及出勤情况(占15%)进行综合考核评定,总成绩在 80 分以上者方可授予疼痛管理护士培训合格证书。

三、疼痛管理护士资格认定流程

（一）认定流程

申请→审核→培训→考核→合格后颁发资格证书。

（二）初次资格认定条件

符合遴选条件者,本人提出书面申请,经科室审核推荐,参加医院理论和实践全部课程培训后,理论、操作考核成绩合格者聘为疼痛管理护士,聘期为 3 年。

（三）继续资格认定条件

1. 初聘期满 3 年,本人继续提出申请。

2. 积极参加专业组培训,培训参与率≥90%。

3. 积极组织科室成员开展疼痛管理工作,在院内或科内组织疼痛管理相关知识培训每年 4 次或 4 次以上。

4. 参加疼痛护理专业组的培训和考核,连续 2 次考核不合格(考评得分≤80 分)或科室发生人员异动,科室重新推荐的成员,经培训、考核合格后续聘。

5. 续聘期为 3 年。

四、疼痛管理护士的角色定位

1995 年,全美保健机构评审联合委员会(the Joint Commission on the Accreditation of Healthcare Organizations, JCAHO)正式将疼痛确定为"第五大生命体征",疼痛的评估和管理与体温、脉搏、呼吸和血压测量一样成为临床护理人员每日必须实施的护理工作。国外近 40 年的研究表明,护士通过临床实践、研究和创新,在疼痛管理方面发挥着巨大的作用。疼痛管理护士在疼痛管理中扮演着评估者、实施者、协作者、教育者、指导者、权益维护者、研究者以及管理者等多重角色。

1. 疼痛的主要评估者　疼痛评估是有效控制疼痛的第一步,也是最关键的一步。护士与病人在一起的时间最多,每天 24 小时守护病人,施以全身心的照顾,能最早发现病人的不适与疼痛。在疼痛评估过程中,通过语言沟通和观察病人的面容、体态、呼吸、血压等客观表现,判断疼痛是否存在,判断疼痛的部位、性质、程度并制订相应的护理措施。正在接受疼痛治疗的病人,护士还应观察止痛效果及药物不良反应,根据实际情况报告医生。

2. 止痛措施的具体实施者　护士是大部分镇痛措施的实施者,根据医嘱给予镇痛药物;护士执业范围内还可运用一些非药物的镇痛方法,如按摩、冷敷、热敷、改变体位、活动肢体、调整呼吸、分散注意力、改善环境和情绪等,为病人减轻疼痛,减少或替代病人对止痛药物的使用。

3. 疼痛管理团队成员的协作者　疼痛管理是多学科协作的过程,临床医生、麻醉医生、护士、心理治疗师、理疗师等都是这个多学科团队的成员。护士参与院内疼痛疑难病例的护理会诊,协调各部门共同合作管理疼痛;观察病情变化和记录疼痛评估结果,帮助医生明确诊断,并参与制订疼痛治疗方案;协助医生完成各种常规疼痛治疗;配合医生做一些特殊的镇痛操作,如神经阻滞。

4. 疼痛病人、病人家属及同行专业人员的教育者和指导者　美国《癌症疼痛治疗临床实践指南》中指出,"在医务人员治疗计划中,应包括对病人和家属进行疼痛治疗方面的教育"。护士应教育和指导那些不愿意报告疼痛、害怕镇痛药物成瘾、担心出现难以治疗的不良反应的病人,帮助其解除疑虑和担忧,提升疼痛治疗的有效性;指导病人及家属参与疼痛管理过程,如使用自控镇痛泵(patient-controlled analgesia, PCA)的病人,向病人及家属讲授有关疼痛评估、给药时机、仪器操作方法、药物镇痛作用和不良反应等方面的内容;为住院或其他急性、慢性疼痛病人提供咨询服务,帮助制订、实施和评价疼痛管理计划,促进目标的完成;负责疼痛管理带教,指导其他护理人员有关疼痛的护理实践;组织新技术、新业务的学习和推广;参与疼痛管理专业教学计划的制订和实施;对病人、家属及社区卫生保健人员进行疼痛知识培训。

5. 疼痛病人权益的维护者　2002年第十届国际疼痛大会上提出"消除疼痛是病人的基本权利"。护士是病人的最密切的接触者,要向病人和家属介绍临床常用的镇痛方法,根据病人的病情、年龄、经济状况、环境等个体化因素,帮助病人选择最适合的镇痛措施;负责疼痛管理的质量控制,动态地进行镇痛效果监测和及时实施有效且安全的镇痛措施,使病人的疼痛管理达到满意状态。

6. 疼痛管理领域的研究者与质量管理者　作为疼痛管理领域的专业技术人员,关注疼痛学科新进展;针对疼痛临床管理中的疑难问题进行调查研究,探索解决方法;积极参与学术交流,推动疼痛专业发展。负责制订专业化的疼痛管理方案和计划,规范工作流程,检查和督导计划实施;负责人员的合理配置等工作,控制和保证疼痛管理的质量。

五、疼痛管理护士的岗位职责

1. 实施疼痛评估与记录。

2. 根据病人的社会文化背景,帮助病人建立正确的镇痛观念,教会病人准确表述自己的疼痛,并对病人进行镇痛相关的健康教育。

3. 开展疼痛查房,评估病人的镇痛效果和镇痛药物的不良反应。

4. 参与复杂病例的疼痛管理,与麻醉医生、主管医生、责任护士和其他专业人员进行沟通交流,实现多学科合作的疼痛管理。

5. 监督本科室的疼痛管理执行情况,进行有效的质量控制,并组织持续质量改进。

6. 为其他护士提供疼痛专业知识、技能培训。

7. 参与疼痛管理专科领域内宣传资料的制作和更新。

8. 提供与疼痛相关的专业咨询服务。

9. 开展疼痛护理科研。

第三节　疼痛管理护士的素质要求

一、道德素质

要成为一名优秀的疼痛管理护士,必须树立热爱护理事业,并为护理事业献身的崇高理想。理解疼痛护理工作的价值和意义,了解疼痛管理护士职业的角色要求,有稳定的职业心态,有发自内心的关心及爱护疼痛病人的能力,真正爱护并尊重自己的工作对象,形成高尚的职业情感,在工作中力求做到精益求精,设身处地为病人着想,视病人如亲人,以病人之忧而忧,以病人之乐而乐,自觉自愿、竭尽全力地去为病人解除痛苦。

二、专业素质

1. 具备广泛的知识　深厚的疼痛专业知识以及教育学、心理学、行为学等基础科学知识是落实疼痛管理的基础。护士从简单、机械、被动地执行医嘱发展到主动作出护理诊断,从躯体护理到心身整体护理,这种发展势必要求护士的知识结构要扩展到一定的深度与广度。将专业知识的学习与多项基础学科的学习相结合起来,才能够为疼痛管理护士在实践工作中提供更为成熟的思维和判断能力。

2. 具备良好的沟通能力　沟通是建立良好护患关系的前提和基础,护士只有通过良好的沟通才能在护患关系中处于主动地位,取得病人的配合与信任。病人如实主诉疼痛,与家属共同参与疼痛管理,构建和谐的护患关系有利于病人减少痛苦与病情恢复,达到双赢的效果。

3. 具备丰富的临床经验　熟悉疼痛病人的生理、心理及行为表现,能正确使用疼痛评估工具,及时发现病人的疼痛变化,评判病情进展,帮助医生作出诊断,制订和调整疼痛治疗方案,实施或配合实施治疗措施,观察不良反应;

了解病人的心理需求,根据疼痛病人的不同社会心理特征,有针对性地提出护理措施,熟练地给病人实施镇痛。

4. 具备科学研究的能力　护理学是具有很强科学性的专业,需要在充分的理论知识指导下进行工作,对于疼痛管理专科护士亦是如此。要求疼痛管理护士关注疼痛管理领域的新成就、新成果和学科前沿,能开展疼痛护理研究及与护理同行、医生、其他专业人员协作开展疼痛管理领域的探索与研究。

5. 具备自学与教学的能力　随着医学科学的发展,护士不仅要接受专业正规的学习和训练,还要在实践中不断学习,提高和更新自己的专业知识,以适应发展中的护理工作需要。既要熟悉护理基本理论知识和操作技能,又要掌握疼痛专科知识和疼痛处理操作技能,还要了解疼痛护理专业国内外前沿性的新进展。教学能力是护理教育中的重要能力,直接影响着所培养护理人才的素质和护理教育的整体发展,疼痛管理护士需教给学生及其他医护人员疼痛管理知识,并对病人及家属进行疼痛健康教育。

三、身体素质

健康的身体是完成护理工作的前提条件,对疼痛管理专科护士尤为重要。疼痛是现在或潜在的组织损伤,疼痛病人可能部分或完全不能自理,护士实施疼痛治疗时,需协助病人变动体位等其他处理,这都要求护士有强健的身体。

四、心理素质

疼痛与多种心理–社会因素密切相关,要成为一名合格的疼痛管理护士,不仅要有丰富的专业知识和熟练的操作技术,还要有善于观察病人在整个治疗过程中的各种心理活动,熟悉病人的个性特征和情绪状态,以及病人的心理因素对疼痛的影响,这样才能准确地对疼痛作出评估,进而采取针对性的措施解决病人的疼痛问题。因此,疼痛管理护士在面对疼痛病人时要具有敏锐的观察力、敏捷的应急能力以及团队合作精神等,护士本身有成熟的心态、坚定的信念、稳定的情绪和处事不惊的心理素质。

（黄志芳　胡　佳　李怡萱）

第三章　疼痛管理的
质量管理

第一节　疼痛管理质量标准与考核办法

一、疼痛管理质量标准要求

高质量的疼痛管理需要管理者全面掌握疼痛知识,制订护理规范,从而给予临床护士护理实践指导,定期监测疼痛护理敏感指标,适时更新疼痛在职继续教育项目内容。目前国内疼痛护理质量管理大多借鉴欧美发达国家的经验,构建疼痛管理质量评价体系,综合医院护理质量评价体系涵盖的关键内容涉及要素质量、环节质量和终末质量三大领域。

美国疼痛学会(American Pain Society, APS)推荐的医院疼痛管理质量评价包括 4 个方面:①有无建立对医护人员的培训项目;②对疼痛病人有无建立初始评估 / 再评估流程;③医疗方面有无根据指南提供疼痛治疗服务;④对病人及家属有无提供疼痛相关宣教。

国际医院联合评审委员会(JCI)评审标准及"癌痛规范化治疗示范病房"项目对疼痛护理的要求均与 APS 对疼痛管理质量评价的指标相吻合,其中 3 条与护理相关。

(一)有无建立针对护理人员的培训项目,指标符合要素质量

有效的疼痛管理需要多学科合作,由医院制定统一的管理制度,明确各科室的疼痛管理职责才能真正让每位病人享受到同质的、连续的疼痛管理服务。医务人员应当尊重病人的疼痛主诉和止痛权利,在疼痛管理各环节中,应明确各科室的责任归属问题:①护士主要负责疼痛评估,并进行记录及再评估,同时针对不同的疼痛治疗方式进行宣教;②医疗方面负责根据疼痛评估的结果提供治疗并开具医嘱;③药剂科方面负责监控用药的合理性,并严格把控麻醉性镇痛药品的管理。建立针对护理人员的培训项目,护理人员获得疼痛管理能力,对病人的疼痛实施同质管理。

(二)对疼痛病人有无建立初始评估 / 再评估流程,指标对应环节质量

JCI 关于疼痛评估规定所有病人需进行疼痛筛查,对存在疼痛的病人进行

进一步的评估,并且必须评估疼痛的程度、性质。应采用恰当的评估工具评估病人的疼痛强度,针对不同年龄、文化背景的病人选择不同的疼痛评估方法,并对随访方式和结果进行记录。疼痛评估是一个长期动态的评估趋势过程,而非某个时间点的即时疼痛评估。

评估内容规定急性疼痛与慢性疼痛在评估上有不同的标准及重点。急性疼痛的重点在于病人对疼痛强度的表达和对其功能活动及休息的影响;癌痛等慢性疼痛更关注全面评估疼痛,特别注意病人对疼痛管理的满意度及对生活质量的影响度(具体见第十二章第三节)。

JCI 标准及相关疼痛指南推荐的疼痛评估频率:①对所有入院的病人筛查疼痛是否存在。②对有疼痛的病人在住院过程中动态评估疼痛,尤其关注暴发痛的发生。③特殊评估:镇痛治疗方案更改后、非消化道途径给予镇痛药物后 30 分钟、口服途径给予镇痛药物后 1 小时实施评估,如果疼痛评估结果理想,恢复常规评估;当病人报告疼痛或出现新的疼痛时需要即时进行评估;当病人能正常入睡时,不要进行疼痛评估。

(三)对病人及家属有无提供疼痛相关宣教,指标对应终末质量

疼痛的结局包括疼痛的严重程度与持续时间、疼痛对机体的影响,以及病人对疼痛管理质量的满意度等。疼痛是病人的一种主观感受,因此一旦病人存在疼痛,需要及时、主动地与医务人员进行交流。病人需要学会应用疼痛评估工具,了解疼痛是一个广泛的概念,并不仅仅局限于严重或难以忍受的疼痛感觉。护士及时与病人及家属交流将要采用的镇痛措施、预期出现疗效的时间、可能的不良反应和处理方法,并解答他们的疑问。

二、疼痛管理质量考核办法

疼痛管理质量评价是疼痛管理工作中的一个很重要的环节,是对前一阶段工作进行总结并指导下一阶段护理工作的开展。具体如下:

(一)要素质量领域评价:疼痛护理培训质量的评价

国内有关疼痛护理培训对理论知识的考核主要有《疼痛知识和态度调查问卷》(knowledge and attitudes survey regarding pain, KASRP 2008),它是由美国疼痛专家 Betty Ferrell 及 Margo McCaffery 于 1987 年设计的,我国童莺歌等于 2008 年汉化形成的中文版(表 3-1),具有良好的信度和效度及应用可行性。其次还有周玲君等自制的量表(表 3-2),对疼痛护士的培训进行评价,以及福建医科大学刘曼等编制的课堂教学质量评价表,从教学态度、教学内容、教学方法、教学效果 4 个维度进行评价。

表 3-1 KASRP（2008）中文版问卷

一、是与否选择（请圈出正确答案）

1. 生命体征总是病人疼痛强度的可靠指征。（□对，□错）

2. 因为神经系统没有发育成熟，2 岁以下的小孩疼痛感觉比较迟钝，而且他对疼痛经历的记忆是有限的。（□对，□错）

3. 一个疼痛病人如果可以做到从疼痛中转移注意力，通常意味着他的疼痛程度并不严重。（□对，□错）

4. 病人即使有剧烈的疼痛，也许仍然可以入睡。（□对，□错）

5. 阿司匹林和其他非甾体抗炎镇痛药物不是有效的治疗骨转移性疼痛的药物。（□对，□错）

6. 接受稳定剂量阿片类药物治疗超过数月的病人很少发生呼吸抑制。（□对，□错）

7. 与应用单种镇痛药物相比，联合应用不同作用机制的镇痛药物（如联合应用阿片类和非甾体抗炎镇痛药物）可能能够产生较好的镇痛效果且比仅使用一种镇痛剂的药物副作用少。（□对，□错）

8. 吗啡 1~2mg iv 镇痛持续的时间通常为 4~5 小时。（□对，□错）

9. 研究表明，异丙嗪（promethazine）和羟嗪（hydroxyzine）是有效的阿片类药物增效剂。（□对，□错）

10. 不应该对有药物滥用病史的病人应用阿片类药物。（□对，□错）

11. 吗啡具有"封顶效应（dose ceiling）"（即超过某一剂量之后，无论增加多少剂量，都不会产生更好的镇痛效果）。（□对，□错）

12. 老年病人不能耐受阿片类药物作为镇痛药物。（□对，□错）

13. 我们应该鼓励病人在应用阿片类药物之前，尽可能地忍受疼痛。（□对，□错）

14. 年龄在 11 岁以下的小孩的疼痛报告并不可靠，因此护士在评估病人的疼痛强度时，只能依靠孩子父母的评估。（□对，□错）

15. 病人的精神信仰也许会让他们认为遭受和忍耐疼痛是必需的。（□对，□错）

16. 给予初始剂量的阿片类药物之后，应根据病人的个体反应作出用药量的调整。（□对，□错）

17. 给病人注射无菌注射用水（安慰剂），是一种测试病人的疼痛是否真实存在的有效方法。（□对，□错）

18. 羟考酮（hydrocodone）5mg+ 对乙酰氨基酚（acetaminophen）500mg 口服量等于吗啡 5~10mg 口服量。（□对，□错）

19. 如果病人的疼痛病因并不明了，在疼痛评估阶段不应给予病人阿片类药物，因为这样会遮盖对疼痛病因的正确诊断。（□对，□错）

20. 单次应用抗惊厥药物如卡马西平（carbamazepine）后，会产生最理想的镇痛效果。（□对，□错）

21. 除非疼痛是由肌肉痉挛引起的，不然，苯二氮䓬类药物（benzodiazepines）不是有效的镇痛药物。（□对，□错）

22. 麻醉药物 / 阿片类药物成瘾是一种慢性的神经生物学疾病，特征为下列 1 项或以下行为：失去对麻醉药物使用的控制力、不得不用药、明知药物有损于身体仍继续使用、上瘾。（□对，□错）

二、单选题（请勾出正确答案）

23. 对于持续性癌性疼痛病人，阿片类镇痛药物的最佳给药途径是
    A. 静脉注射   B. 肌内注射   C. 皮下注射
    D. 口服   E. 经直肠给药

24. 对于短暂、剧烈、突发的疼痛，如创伤或术后疼痛，阿片类药物的最佳给药途径是
    A. 静脉注射   B. 肌内注射   C. 皮下注射
    D. 口服   E. 经直肠给药

25. 对于癌症病人持续的中、重度疼痛，下列的药物最适合使用的是
    A. 可待因（codeine）   B. 吗啡（morphine）
    C. 哌替啶（meperidine）   D. 曲马多（tramadol）

26. 下列吗啡 4 小时静脉给药量相当于吗啡 30mg 每 4 小时的口服量的是
    A. 吗啡 5mg iv q4h   B. 吗啡 10mg iv q4h
    C. 吗啡 30mg iv q4h   D. 吗啡 60mg iv q4h

27. 镇痛药物治疗术后疼痛的初始给药方式应该是
    A. 24 小时内按固定的方案给药   B. 仅在病人要求给药时
    C. 仅在护士决定病人有中等及中等以上程度的不适时

28. 一位罹患癌症疼痛的病人每天接受阿片类药物治疗已有 2 个月。昨天，他接受了吗啡 200mg/h iv 镇痛治疗。今天，他接受了吗啡 250mg/h iv 镇痛治疗。在没有发生其他新的并发症的前提下，他发生严重呼吸抑制的可能性为
    A. <1%   B. 1%~10%   C. 11%~20%
    D. 21%~40%   E. >41%

29. 一位疼痛病人要求增加止痛药物剂量的最可能的原因是
    A. 病人感觉疼痛加重   B. 病人焦虑与抑郁的感觉加重
    C. 病人在寻求医务人员的进一步关注   D. 病人的要求与药物成瘾有关

30. 下列药物用于治疗癌性疼痛有效的是
    A. 布洛芬（ibuprofen, motrin）   B. 吗啡（morphine）
    C. 加巴喷丁（gabapentin, neurotin）   D. 上述全部

31. 最能准确地判断病人疼痛程度的人是
    A. 为其治疗的医生   B. 病人的主管护士
    C. 病人   D. 药剂师
    E. 病人的配偶或其他家属

32. 在进行疼痛护理时，从病人的文化背景角度来说，下列最佳的是
    A. 由于人口的多样化，进行疼痛护理时，已经没有来自于文化方面的影响
    B. 文化的影响可取决于个人的民族特性（如亚洲人是坚韧的，意大利人是善于表达的）
    C. 应该通过对病人个体的评估来确定文化因素对其影响
    D. 文化因素对病人的影响和个体的社会经济状况有关（如蓝领工人比白领更会报告疼痛）

33. 在出现疼痛的病人当中,有多大的可能这些人中原来就有乙醇或毒品滥用问题

    A. <1%   B. 5%~15%

    C. 25%~50%   D. 75%~100%

34. 吗啡静脉给药后达到峰值效应的时间是

    A. 15 分钟   B. 45 分钟   C. 1 小时   D. 2 小时

35. 吗啡口服给药达到峰值效应的时间是

    A. 5 分钟   B. 30 分钟   C. 1~2 小时   D. 3 小时

36. 在阿片类药物突然撤药后,下列是产生生理依赖性的表现的是

    A. 阿片类药物突然撤药后出现的出汗、哈欠、腹泻及激惹症状

    B. 对药物使用失去自控力,不得不使用药物及成瘾

    C. 为了达到相同的药效要求增加药物剂量

    D. A 和 B

三、案例分析

下文列了 2 个案例,请你根据每个病人的情况作出疼痛的判断和用药的决定。

37. 安德鲁,25 岁,男性。这是他腹部手术后的第 1 天。当你走入他的病房时,他朝你微笑,然后继续和来访者们聊天及开玩笑。评估结果如下:BP 120/80mmHg,HR 80 次 / 分,R 18 次 / 分,在 0~10 的疼痛标尺上(0= 无痛 / 无不适,10= 最剧烈的疼痛 / 最严重程度的不适)安德鲁给自己的疼痛评分为 8 分。

    (1)你需要在病历上记录病人的疼痛评分。请你在疼痛评分标尺上圈出安德鲁的疼痛评分。

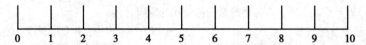

    (0= 无痛 / 无不适   10= 最剧烈的疼痛 / 最严重程度的不适)

    (2)你的上述疼痛评估结果是在安德鲁接受吗啡 2mg iv 2 小时后得出的。在吗啡 iv 后半小时,他的疼痛评分在 6~8 分,且没有明显的呼吸抑制、镇静或其他棘手的药物副作用发生。他认为 2/10 为他可以接受的疼痛缓解水平。医嘱:吗啡 1~3mg iv prn 镇痛用。此时你将采取的措施是

    A. 此时不需要用吗啡   B. 当即给予吗啡 1mg iv

    C. 当即给予吗啡 2mg iv   D. 当即给予吗啡 3mg iv

38. 罗布特,25 岁,男性。这是他腹部手术后的第 1 天。当你走进他的病房时,他正静静地躺在病床上休息,你注意到他在翻身时脸上浮现出痛苦的表情。评估结果如下:BP 120/80mmHg,HR 80 次 / 分,R 18 次 / 分,在 0~10 的疼痛标尺上(0= 无痛 / 无不适,10= 最剧烈的疼痛 / 最严重程度的不适)罗布特给自己的疼痛评分为 8 分。

    (1)你需要在病历上记录病人的疼痛评分。请你在疼痛评分标尺上圈出罗布特的疼痛评分。

续表

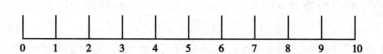

（0= 无痛 / 无不适　　　　　　　10= 最剧烈的疼痛 / 最严重程度的不适）

（2）你的上述疼痛评估结果是在罗布特接受吗啡 2mg iv 2 小时后得出的。在吗啡 iv 后半小时，他的疼痛评分在 6~8 分，且没有明显的呼吸抑制、镇静或其他棘手的药物不良反应发生。他认为 2/10 为他可以接受的疼痛缓解水平。医嘱：吗啡 1~3mg iv prn 镇痛用。此时你将采取的措施是

A. 此时不需要用吗啡　　　　　　　　B. 当即给予吗啡 1mg iv

C. 当即给予吗啡 2mg iv　　　　　　　D. 当即给予吗啡 3mg iv

表 3-2　周玲君自制量表

	项目	满意	基本满意	不满意
理论课程	教学内容			
	教学安排			
	师资水平			
	教学质量			
实践课程	教学内容			
	教学安排			
	师资水平			
	教学质量			
总体安排				

（二）环节质量领域评价：对疼痛病人建立初始评估 / 再评估流程的评价

美国疼痛协会认为疼痛评估的记录属于过程的测定，因此疼痛评估的监测属于过程质量敏感指标。2013 年，《疼痛评估规范》这一护理标准获得国家卫生和计划生育委员会批准立项，在疼痛评估上将会有统一的行业标准出台，为构建疼痛护理质量评价体系奠定基础。质控者按照《疼痛评估规范》实施评估和准确护理记录，通过现场追踪和查看护理记录对评估流程进行考核。

（三）终末质量领域评价：对病人疼痛信息掌握程度的评价

终末质量的评价强调从病人角度来评价所得到的疼痛护理服务的质量结果。病人参与决策是实现优质疼痛管理的关键因素之一，而病人的镇痛期望值、受教育程度等因素都会影响病人的满意度，甚至导致病人满意度和疼痛强度之间的负相关。因此，用病人对疼痛信息了解程度的调查量表代替病人满意度调查量表来考核终末质量更为准确。

第二节 疼痛管理的护理会诊

一、会诊制度

1. 疼痛管理会诊遵守医院护理会诊制度。

2. 建立疼痛管理会诊专家库 疼痛管理小组成员经过培训并通过考核，获得证书，成为疼痛专科护士，在临床疼痛管理方面有专长，成绩突出者即为医院疼痛管理专家。

3. 疼痛护理会诊范围 凡在疼痛护理业务、技术方面存在疑难问题，如疼痛评估、镇痛方式选择等本科室难以解决时，可请求进行疼痛护理会诊，共同分析、研究，提出解决措施。

4. 疼痛护理会诊考核 疼痛管理专业组定期对护理会诊进行质量分析，将会诊落实情况、会诊效果、满意度等列入考核范围，作为疼痛质量管理指标之一。

二、会诊流程

（一）院内会诊工作流程

1. 申请会诊

（1）会诊内容：本科室疑难、急危病例的疼痛护理问题。

（2）由申请会诊的科室填写院内会诊申请单，护士长签字后报送护理部。

（3）护理部根据申请安排会诊，确定会诊时间，通知会诊的疼痛管理专家。

2. 组织会诊

（1）主持会诊：科内会诊由护士长或责任护士主持；片区内会诊由该片科护士长主持；全院范围内会诊由护理部安排正／副主任主持，申请科室提供书面的病情摘要。

（2）普通会诊 24 小时内，疑难危重病例 4 小时内，急会诊半小时内完成。

（3）会诊地点一般设在申请科室，申请科室的责任护士介绍相关病情、诊断、治疗及疼痛护理问题。

（4）参加人员到床边了解病人情况，评估疼痛，明确需要解决的疼痛问题。

（5）参加人员充分讨论，提出解决问题的方法和措施；会诊人员提出会诊意见与建议。

（6）将会诊意见记录在护理记录单上，并注明"疼痛管理护士会诊意见"。

3. 科室落实会诊建议，观察疼痛治疗效果并记录（表 3-3）。

表 3-3　院内会诊申请单

姓名：　　性别：　　年龄：　　科室：　　科　　床号：　　住院号：
病史摘要：　　　　　　　　　　　　　　诊断：
饮食：□糖尿病饮食　□低盐饮食　□低脂饮食　□低蛋白饮食　□其他
治疗：
现有措施：
会诊目的：
会诊意见：   　　　签名： 　　　　　　　　　　　　　　日期：　　年　　月　　日
单位或住址：
联系电话：　　　　　　　（病人家属 / 关系人请附身份证明材料）

（二）院外会诊工作流程

1. 邀请外院护理会诊　为了提高护理水平、保证护理质量，对疑难疼痛病例，3 天以上未能明确诊断者；治疗 2 周以上疗效差，病人及家属不满意者；病人本人积极要求会诊者，可外请疼痛管理专家会诊。由责任护士提出申请，填写会诊申请单，经护理部审核同意后，通知专家来院会诊。外请专家会诊时，要求诊室 / 病房内必须要有 1 名本院的疼痛管理护士对会诊专家的会诊意见进行记录，并负责对病人进行随访。

2. 参加院外护理会诊　护理部接到外院的疼痛护理会诊请求后，及时组织相关科室的疼痛管理专家或具有相应能力和资质的临床疼痛管理专科护士报主管护理院领导同意后方可参加院外会诊，进行疼痛现场指导。

3. 远程会诊

（1）邀请外院远程护理会诊：科室根据需要及医院远程会诊制度填写远程会诊申请单，报医院审批，请护理部联系。

（2）参加院外远程护理会诊：护理部接到外院的远程会诊申请后，及时与远程医疗管理办公室联系相关事项，并组织疼痛管理专家或具有相应能力和资质的临床疼痛管理专科护士报经主管护理院领导同意后，进行远程护理会诊。

（胡 佳 黄志芳 李怡萱）

第二篇
疼痛管理护士必备知识

第四章 疼痛的概念及分类

第一节 疼痛的概念

一、疼痛的定义

1979 年国际疼痛学会（International Association for the Study of Pain, IASP）对疼痛的经典定义是：疼痛（pain）是一种令人不快的感觉和情绪上的感受，伴随着现有或潜在的组织损伤。疼痛是主观的，是每个人对损伤的防御性反应，是身体局部或整体的感觉，也是令人不愉快的一种情绪上的感受。

疼痛有两重含义：痛觉和痛反应。痛觉包含"感觉"和"情感"两种成分。"感觉"即由疼痛感受器、感受器激活所需要的刺激、感受器的定位分布和对刺激强度的反应等元素所构成；"情感"属于个人的主观知觉体验，其变异性极大，易受个体的心理素质、性格特点、疼痛经历、情绪状态和文化背景等影响。痛反应是指人体对疼痛刺激产生的一系列生理病理变化和心理变化，如心率加快、呼吸急促、血压升高、出汗增多、瞳孔扩大、食欲降低等代谢、免疫功能及心理和社会功能的改变。

2016 年，IASP 对疼痛有了新的定义：疼痛是一种与组织损伤或潜在组织损伤相关的感觉、情感、认知和社会四个维度的痛苦体验，这提示了疼痛管理是需要多模式、多维度的。

早在 1995 年，美国疼痛学会提出"将疼痛列为第五大生命体征"，因此在日常护理工作中，疼痛应与血压、脉搏、呼吸、体温一样进行常规描述，有异常时随时记录。每个护士都应充分认识到病人有陈述疼痛、表达疼痛程度、得到镇痛并获得心理和精神上的支持的权利。

二、疼痛的发生机制

疼痛与其他感觉相同，由一种刺激（如伤害性刺激）作用于外周感受器

（如伤害性感受器），换能后转变为神经冲动（如伤害性信息），按相应的感觉传入通路（如伤害性传入通路）进入中枢神经系统，经过脊髓、脑干、间脑等到达大脑边缘系统和大脑皮质，通过各级中枢整合后，最终产生痛觉和痛反应。

随着解剖生理学的发展，通过实验研究，科学家们对疼痛的感受、传导、中枢表达等有了更深层次的认识，亦对疼痛的发生机制提出了各种学说。然而，到目前为止，尚无任何一种学说能全面合理地解释疼痛发生的机制，各类学说均是着重对疼痛的某一侧面进行阐述。现就几种具有代表性的疼痛发生机制的主要内容介绍如下：

1. 特异学说　是 1669 年由 Descartes 提出的，亦是最古老的学说。他认为疼痛系统是一个从皮肤到脑的直达通路。后来经过多位学者的假说和实验，对疼痛的解释是由机体组织的特异性感受器，经痛纤维和痛通路投射到脑的痛中枢而产生的。该学说一直为疼痛的传统概念。

2. 型式学说　又称为总和学说，认为皮肤感觉是传入背角细胞的总和，在正常情况下受非伤害性刺激和触摸刺激所激活的感受器，当遭到过度刺激时，或者是发生了可引起冲动总和的病理情况时，中枢细胞的发放便会超过一定的临界水平从而产生疼痛。其核心是将刺激强度和中枢总和认为是疼痛的关键性决定因素。

3. 刺激增强（积聚）学说　又称为强度（调整）学说。早在 19 世纪中叶就有人提出此学说，认为感觉器官受到过度刺激则可导致疼痛，即当刺激逐渐增加或积聚到一定水平时便可诱发疼痛。后来又证实当感觉刺激达到足够的强度时，亦可导致痛觉。如眼、耳是视觉和听觉器官，但受到过强刺激（强光、噪声）时也可诱发痛觉。

4. 疼痛第四学说　核心是将特异学说与精神因素相融合。它认为就疼痛而言，机体存在感知和反应两大系统。疼痛的感知与其他感觉（如触觉、温觉等）的感知一样，具有特殊结构功能和识别特性，借助于较简单、较原始的神经感受和传导机制即可完成。而疼痛反应则包括复杂的精神心理因素，涉及个体认知功能的生理心理活动过程，受既往体验、文化程度和各种心理状态的影响，并使个体间的反应性痛阈相差甚远。

5. 闸门控制学说　认为脊髓背角内存在一种类似于闸门的神经机制，能增强和减弱从外周传向中枢神经的冲动。疼痛的产生决定于刺激所兴奋的传入纤维种类和中枢的功能结构特征。细纤维兴奋可以打开"闸门"，让疼痛神经冲动通过；而粗纤维兴奋则使"闸门"关闭，疼痛性冲动受到阻碍。尽管此学说仍有欠缺，但极大地推动了疼痛机制、生理、药理、心理学和治疗学的研究和发展，具有相当重要的价值，也是目前人们常常引用的理论。

三、疼痛对机体的影响

疼痛是临床上某些疾病常见的症状或本身就是一种综合征,其引发的反应与疼痛的性质、强度、范围、持续时间以及机体内外的各种因素有密切的关系;疼痛与精神心理状态相联系,往往产生不愉快的情绪反应。具体而言,疼痛对全身各系统的影响如下:

1. 精神心理状态 疼痛的产生本身就是一种极为复杂的精神心理活动。如短期急性剧烈的疼痛(外伤性疼痛、术后疼痛等)可导致病人的情绪处于兴奋、烦躁不安,甚至更强烈的反应如大哭大闹等;长期慢性疼痛(癌痛晚期、类风湿关节炎等)的病人其精神心理状态更为复杂,大多数呈抑制状态,表现出情绪低落、表情淡漠、对外界环境变化反应迟钝、抑郁,甚至可能出现轻生的念头。

2. 躯体反应 局部反应局限于受刺激部位对伤害性刺激作出的简单反应,例如肌肉收缩、局部血管扩张、皮肤潮红甚至肿胀等;整体反应主要表现为机体在遭受伤害性刺激时所作出的躲避、逃跑、反抗、防御性保护或攻击等行为。

3. 神经系统 强烈刺激时,中枢神经系统表现为兴奋状态,深部疼痛多表现为副交感神经兴奋,浅表疼痛多表现为交感神经兴奋。

4. 代谢、内分泌系统 疼痛刺激可引起应激反应,促使体内的多种激素释放,如儿茶酚胺、促肾上腺皮质激素、皮质醇、醛固酮、抗利尿激素等。由于促进分解代谢的激素分泌增加,合成代谢激素分泌减少,使糖原分解和异生作用加强,从而导致水钠潴留,血糖水平升高,酮体和乳酸生成增加,机体呈负氮平衡。

5. 循环系统 疼痛可引起交感神经兴奋,使病人的血压升高、心率增快、心律失常、心肌耗氧量增加,尤其对伴有高血压、冠状动脉病变的病人极为不利;剧烈的深部疼痛亦可引起副交感神经兴奋,导致血压下降、心率减慢,甚至发生虚脱、休克。疼痛常使病人的活动受到限制,继而血流速度缓慢、血液黏滞度增加,对于存在深静脉血栓的病人,可能进一步加重原发性疾病。

6. 呼吸系统 疼痛可引起肌张力增加及膈肌功能降低,病人呼吸浅而快,肺活量、潮气量、残气量和功能残气量均降低,通气/血流比值下降,存在低氧血症的风险;特别是胸壁或腹壁疼痛明显时,病人不敢用力呼吸和咳嗽,积聚于肺泡和支气管内的分泌物不易排出,容易并发肺不张和肺炎。

7. 消化系统 强烈的深部疼痛可导致恶心、呕吐等胃肠道症状以及腺体分泌功能紊乱;而慢性疼痛可引起消化功能障碍、食欲缺乏等。

8. 泌尿系统 疼痛本身可引起膀胱或尿道排尿无力,长时间不排尿增加尿路感染的机会;同时由于反射性肾血管收缩,垂体抗利尿激素分泌增加,可导致尿量减少。

9. 运动系统 疼痛可诱发肌肉痉挛从而进一步加重疼痛症状;同时由于

疼痛时交感神经活性增加,末梢伤害性感受器的敏感性增强,造成痛觉过敏或异常疼痛。

10. 免疫系统　疼痛本身可导致机体免疫力下降,因此对需预防或控制感染以及恶性肿瘤病人非常不利。

四、常用疼痛学相关名词和术语

1. 痛觉异常　正常情况下,在不产生疼痛的刺激下引起的疼痛,如触摸、轻微的按压便可引起痛觉,即正常的感觉被感知为痛觉,对正常的阈下刺激产生痛感觉。痛觉异常多见于神经系统损伤的病人。

2. 痛反应过度　对一种阈上痛刺激产生的过度的痛反应。

3. 灼痛　神经损伤后出现的一种持续性的烧灼样疼痛,通常伴有血管运动功能以及皮肤外观改变。

4. 中枢痛　由于中枢神经系统的原发性损伤或功能异常引起的痛觉表现。

5. 神经痛　疼痛沿着神经分布,具有阵发性的特点,但不等同于阵发性疼痛。

6. 痛阈　传统上是指感知疼痛的最小刺激,但由于疼痛是主观感受,不应该用外界刺激强度来定义。身心医学中,阈值被定义为 50% 的刺激能被辨识的水平,因此痛阈更为科学的定义应该是 50% 的刺激被感知为疼痛的水平。

第二节　疼痛的分类

疼痛的分类根据其依据的不同,可以做单一维度或者复合维度的分类。根据单一维度,可以根据疼痛的解剖部位、持续时间、病因、严重性等进行分类;从复合维度的角度出发,可以建立相应的分类系统,将疼痛进行系统分类。目前疼痛医学所采用的疼痛分类系统主要有疾病的国际分类,头痛性疾病、脑神经痛和面部疼痛的分类和诊断标准,国际疼痛研究学会的五轴疼痛分类等。

一、急性疼痛和慢性疼痛

急性疼痛和慢性疼痛的分类依据为疼痛的持续时间及机体损伤的可能愈合时间。

(一)急性疼痛

急性疼痛为近期产生,持续时间短于 3 个月,因组织损伤、炎症或疾病过程而产生的一种疼痛,常见包括术后痛、蜜蜂的蜇痛、分娩痛、烫伤痛等。当损伤组织修复后,疼痛往往会消失,可见出现急性疼痛时,组织损伤和疼痛体验是相对应的。

作为组织损伤的标志,急性疼痛促使个体产生适应性或保护性的行为。短暂的急性疼痛,如在触及烫的物体或踩着尖锐的物体时,急性疼痛可引起肢体的迅速回缩,以免进一步损伤;内脏的急性疼痛如肾绞痛,也会促使病人就医。急性疼痛有重要的生物学功能,向机体发出自身处在危险或存在有害刺激的信号,使人们采取措施防止损害进一步产生。损伤或疾病产生的急性疼痛,一般同时伴有某些节段或节段上的反射反应,使得通气量增加、心排血量加大、血压升高等,从而保持心肌、大脑、骨骼肌等重要器官的灌注,同时减少皮肤、胃肠道及生殖泌尿系统等器官的血供,使得内环境维持稳定,通过这样的生理学改变而产生重要的保护性功能。过于剧烈的急性疼痛可引发长时间的严重情绪失调,使人的精神健康受损,影响病人与家庭及其社会的关系。

(二)慢性疼痛

1986年国际疼痛学会(IASP)认为慢性疼痛需持续或间歇性持续3个月以上。目前此定义尚有争议,大部分学者认为慢性疼痛是指一种急性疾病过程或一次损伤的疼痛持续超过正常所需的治愈时间,或间隔几个月至几年复发后持续1个月者。许多急性疾病或损伤治愈的时间为2~4周,最多6周,当病人治愈后1个月疼痛仍未消除,就可认为病人存在慢性疼痛。慢性疼痛可持续存在,也可反复、间歇性地出现。慢性疼痛的病因不一定明确,预后也难以预测,需多学科综合治疗,如癌性疼痛、纤维肌痛、疱疹后神经痛等。

从病理发展的过程来看,可认为急性疼痛与慢性疼痛为连续病理过程的两个阶段,疼痛可从急性转归为慢性,且急性疼痛可以快速发展为慢性疼痛。如新生儿足部损伤可增加其对触摸和环境的局部敏感性,并可能引发数月后免疫接种时出现过激的行为;已证实成人在各类手术的围术期如获得良好的镇痛措施,可降低其对镇痛药的需求并促进康复;根据急性带状疱疹病人的疼痛强度和治疗开始时间及治疗效果,出现疱疹后神经痛的可能性可得到预计;长期连续性疼痛发生的生物学和心理学基础,在损伤后的数小时内就可以被触发。

二、不同程度的疼痛

根据疼痛是否可以忍受、是否需要使用药物治疗、睡眠情况等,可以将疼痛分为:

1. 轻度痛　是指疼痛可以忍受,并能正常生活、睡眠不受干扰。

2. 中度痛　是指疼痛明显,不能忍受,病人要求使用镇痛药,睡眠受到一定程度的干扰。

3. 重度痛　是指疼痛剧烈不能忍受,需要使用镇痛药物,睡眠严重受到干扰,可伴有自主神经功能紊乱的表现或出现被动体位。

4. 剧痛　为一种持续性的剧烈疼痛,伴血压、脉搏等变化。

三、不同性质的疼痛

医务工作者要对疼痛进行正确的评估,就必须了解疼痛的性质,掌握不同性质疼痛的分类非常重要。

(一)刺痛

可称之第一痛、锐痛或快痛,经外周神经中的 Aδ 纤维将机体的痛刺激冲动传入神经中枢。定位明确,痛觉迅速形成,除去刺激后即刻消失为病人的主要痛觉主观体验。刺痛的出现会引发受刺激的肢体出现保护性回缩反射,但情绪比较稳定,不会出现明显的情绪反应,因而便于进行定量研究。

刺痛的传导与脊髓前外侧束及后束关系紧密。切断脊髓前外侧束,刺痛将会完全消失;切断脊髓后束,刺痛的阈值降低,同时会严重影响机体的定位性。刺痛信息经脊髓至丘脑后腹核的基底部换神经元后,传导至相应的大脑皮质体感区。

(二)灼痛

也可称之为第二痛、慢痛或钝痛,当化学物质刺激痛觉感受器时将会出现,经外周神经中的 C 类纤维传入此类性质的痛觉信号。病人的主观体验为定位不明确,范围广泛,较难忍受。痛觉常在受刺激后的 0.5~1.0 秒后才出现,可见灼痛的形成缓慢,除去相应的刺激后,痛觉还会持续几秒。灼痛可反射性地引起同一脊髓节段所支配的横纹肌紧张性强直,并多伴有心血管和呼吸系统的变化,以致出现强烈的情绪反应。例如皮肤烧伤、曝晒伤、局部软组织炎性渗出等都可以引起灼痛,灼痛多较表浅。

经由脊髓对侧的前外侧束上行将灼痛信息传入脊髓内,小部分灼痛信息通过脊髓同侧的前外侧束上传。将前外侧束的一侧切断后,对侧身体在收到痛刺激时仍能出现灼痛。灼痛信息主要传至中脑中央灰质、丘脑的非特异性投射系统和下丘脑来进行分析处理,这些与灼痛传导相关的神经结构统称为皮质下痛觉系统。

(三)酸痛

又称第三痛,经外周神经中的 Aδ 和 C 类纤维导入痛觉冲动。酸痛为内脏和躯体深部组织受到伤害性刺激后所产生的,包括机体发热或烧伤时源自于深部组织的痛感觉。由于致痛物质生成缓慢,机体在受到刺激后在体内缓慢且广泛地发生于多个部位,程度不断加深,数分钟后达最高值。病人的主观体验为痛觉难以描述,同时很难确定痛源部位。痛觉产生时常伴有内脏和躯体反应,以及较强的情绪反应。

(四)跳痛

多于炎症区伴随动脉的搏动而短暂加剧,敏感的神经末梢受所在组织膨胀压力而产生规律性或阵发性痛,跳痛一般较剧烈,病人难以忍受。在枕颞部、肩胛区,如果神经与血管伴行时,无论神经或者血管发生炎症,都可引起剧烈的跳痛。

(五)点击痛

当神经根受刺激时可产生点击痛,为根性痛的一种表现,如敏感的神经根受到突出的椎间盘挤压或组织短时间内压力升高,病人可出现触电样疼痛。根性痛对疾病定位具有诊断意义,疼痛区域提示相应节段病灶的发生部位。

四、伤害性疼痛和病理性疼痛

从疼痛的起因、部位、性质和时程几个方面,可将疼痛分为两大类,包括伤害性疼痛及病理性疼痛。

(一)伤害性疼痛

伤害性疼痛是生理状态下,伤害性刺激直接兴奋伤害性感受器引起的疼痛,也被称为生理性痛。因疼痛是瞬时的,或者持续时间不长,在损伤修复后疼痛即自行消失,因此也被称作急性痛。伤害性疼痛包括浅表痛和深部痛。

强烈的刺激在皮肤上作用时,产生的刺痛和灼痛称为浅表痛。浅表痛感受器分布于皮肤、皮下组织及黏膜,对机械、化学及灼热刺激敏感。深部痛来源于肌肉、肌腱、骨膜和关节的疼痛感受,内脏痛亦属于深部痛。深部痛定位弥散、辐射,常定位模糊,肌肉、肌腱及关节等对过度牵拉、缺血、机械性损伤及痉挛等刺激敏感,而膨胀、缺血及肌肉痉挛易引发内脏的疼痛。

(二)病理性疼痛

病灶修复后,疼痛仍长达数月、数年甚至终身存在,因此病理性疼痛也称慢性痛。根据起因可将病理性疼痛分为炎症性痛、神经病理性痛和功能性痛。

炎症性痛由多种炎症介质介导,当创伤、细菌或病毒感染、外科手术等导致外周组织损伤,损伤细胞、免疫细胞和神经末梢释放多种炎症介质时,出现局部组织炎症。伴随着局部的红肿、灼热感及功能障碍,损伤区的原发痛及损伤区周围的继发痛随之产生。由炎症引发的疼痛表现为痛觉过敏、痛觉超敏及自发痛,即对伤害性刺激的敏感性增强和反应阈值降低、非痛刺激引发疼痛、无刺激诱导而自发产生疼痛。

神经病理性痛来源于外周神经、脊髓和脑组织的损伤,也表现为痛觉过敏、痛觉超敏及自发痛。多见于创伤、感染或代谢性疾病,如糖尿病、带状疱疹恢复期、脊髓损伤、多发性硬化症等。神经病理性痛又可分为外周神经损伤引起的疼痛和中枢痛。外周神经损伤引起的疼痛主要有单一性或多发性神经疾病的疼痛,如传入痛、交感神经性疼痛;脊髓、脑干、丘脑、大脑皮质等中枢神经系统损伤或失调可出现中枢痛,如脑卒中、脑肿瘤等导致脑组织损伤。

没有明显的神经学病变和外周异常时,神经系统功能和反应异常引起的疼痛称为功能性疼痛,如纤维肌痛、肠应激综合征、紧张性头痛等。

五、疼痛五轴分类法

理想的疼痛分类系统应该包括所有的疼痛综合征并且没有重叠或遗漏,目前的分类方法还很难达到如此精确的区分。国际疼痛研究会的五轴疼痛分类法特别适用于慢性疼痛的评估,从 5 个方面对慢性疼痛病人进行分类,5 个方面代表着最广泛使用的信息和共识,包括部位、系统、类型及特征、时间和强度、病因。国际疼痛研究会的五轴疼痛分类法是一个十进制的数字编码,百位数代表躯体疼痛的部位,十位数代表疼痛涉及的系统,个位数代表疼痛发作的类型及特征,十分位数字代表病人自述的疼痛强度及疼痛的持续时间,百分位数代表病因(表 4-1~ 表 4-6)。

表 4-1　国际疼痛研究会的五轴疼痛分类法概述

轴 1	部位
轴 2	系统
轴 3	疼痛的一过特征:疼痛发作方式
轴 4	病人主诉疼痛发作的强度及时间
轴 5	病因

表 4-2　轴 1(部位)

头部、面部和口腔	000
颈部	100
肩上部和上肢	200
胸部	300
腹部	400
下背部、脊柱腰段、骶骨和尾骨	500
下肢	600
盆区	700
肛门、会阴和生殖器区	800
3 个以上主要部位	900

首先记录主要部位,分别记录两个主要部位;如有多部位的疼痛,需要单独编码。

表 4-3 轴 2(系统)

神经系统和特殊感觉;躯体功能紊乱或功能异常	00
神经系统(心理和社会)	10
呼吸和心血管系统	20
肌肉骨骼系统和结缔组织	30
皮肤和皮下组织、相关腺体(乳腺、汗腺、皮脂腺等)	40
胃肠道系统	50
泌尿生殖系统	60
其他脏器或内脏(甲状腺、淋巴器官、造血器官)	70
多个系统受累	80
受累系统不明确	90

如胰腺癌导致的疼痛 = 胃肠道(50),骨转移引起的疼痛 = 肌肉骨骼系统(30)。

表 4-4 轴 3(疼痛的一过特征:疼痛发作方式)

没记录、不适用或不明确	0
持续时间短暂的单次疼痛发作(如动脉瘤破裂或踝扭伤)	1
非波动性的连续性或近连续性疼痛(如腰部疼痛)	2
波动性的连续性或近连续性疼痛(如椎间盘破裂)	3
非规律性的复发性疼痛(如混合型头痛)	4
规律性的复发性疼痛(如月经前疼痛综合征)	5
阵发性疼痛(如三叉神经痛)	6
相互叠加的连续性阵发性疼痛	7
其他情形的复合存在	8
不符合上述情形	9

表 4-5　轴 4（病人主诉疼痛发作的强度及时间）

没记录、不适用或不明确	0.0
轻度，<1 个月	0.1
轻度，1~6 个月	0.2
轻度，>6 个月	0.3
中度，<1 个月	0.4
中度，1~6 个月	0.5
中度，>6 个月	0.6
重度，<1 个月	0.7
重度，1~6 个月	0.8
重度，>6 个月	0.9

表 4-6　轴 5（疼痛产生的病因）

遗传性或先天性疾病（如先天性关节脱位）	0.00
创伤、手术、烧伤	0.01
感染、寄生虫	0.02
炎症、免疫反应	0.03
肿瘤	0.04
中毒、缺氧，代谢内分泌、血管、营养及放射性疾病	0.05
退行性疾病、机械性疾病	0.06
功能异常性疾病（包括心理生理学功能障碍）	0.07
不明病因及其他	0.08
心理性疾病（如抑郁、幻觉、癔症）	0.09

通过 5 位数的代码，医务人员可以对每一种慢性疼痛的诊断赋予唯一的数字代码，如骨筋膜室综合征的代码为 232.X5，其中：

200 指区域，为上肢；

30 指系统，为肌肉骨骼系统及结缔组织；

2 指疼痛发作的方式，为非波动性的连续性或近连续性疼痛；

X 指病人主诉的疼痛强度及发作时间，为因人而异；

0.05 指病因,为缺血、缺氧。

国际疼痛研究会的五轴疼痛分类法是最全面的慢性疼痛综合征的分类方法。在这个基础上,国际疼痛研究会提出了慢性疼痛诊断的方案(表 4-7)。

表 4-7 国际疼痛研究会分类法对每一种疼痛综合征的描述方式

定义	自然病程
部位	并发症
受累系统	社会性和躯体性失能
疼痛的主要特征	病理学改变或其他致病因素
相关特征(引起疼痛加重和缓解的因素)	基本特征或诊断标准
体征	鉴别诊断
实验室检查结果	五轴分类系统的编码

(陈谊月　谢晓炜)

第五章　疼痛治疗的原则和方法

第一节　疼痛治疗的原则

疼痛治疗是指针对临床各种原因产生的疼痛以及某些神经血管功能障碍性疾病或个体采取的治疗方法,包括祛除病因、阻断疼痛信号传递和提高痛阈,以达到减轻和治愈疼痛的目的。疼痛的治疗涉及各个学科,随着医学模式的转变和科学技术的发展,明确诊断、综合治疗、确保安全有效已成为治疗疼痛的 3 项重要原则。

一、明确诊断

诊断是疼痛治疗的前提,只有明确引起疼痛的原因,才能更好地选择有效的治疗方法。因此,在疼痛治疗前首先要做的是明确诊断,必要时可进行治疗性诊断。明确诊断主要包含以下 5 个方面:

1. 明确疼痛治疗的适应证　若不是适应证,应建议病人到其他科室就诊,以免耽误疾病的诊治。

2. 明确病程的缓急　针对急性疼痛和慢性疼痛的治疗,选择药物和给药途径会有较大的区别。

3. 明确疼痛的起因和性质　炎症、肿瘤、损伤或畸形等均可引起疼痛;存在钝痛、针刺痛或刀割样痛等多种性质,需仔细甄别,明确诊断,以免延误治疗。值得注意的是,很多晚期肿瘤病人往往是以慢性疼痛症状来就诊的,如腰痛、头痛等,因此对于此类病人需特别注意。

4. 明确病变所在的组织器官　明确引起疼痛的病变部位,如神经、肌肉、关节、韧带、内脏器官等;同一部位的疼痛可由不同的组织病变引起。

5. 明确病变区域结构的位置变化　确定病变导致的躯体组织结构变化,特别是骨性关节的改变,如某些颈椎病和寰枢关节损伤的病人要明确有无椎体的偏歪和倾斜及位移的情况,以便于选用正确的矫治手法和用力方向。

二、综合治疗

疼痛治疗经过千百年的发展,从简单的按摩、针刺到目前的手术治疗,经历了漫长的过程,每一种治疗方法都存在各自的优点与缺点。因此,要取得良好的治疗效果,就必须遵循综合治疗的原则,发挥各自的优势,减少不良反应。随着现代医学的发展,联合应用不同作用机制的镇痛药物或不同的镇痛方法来达到镇痛作用的多模式镇痛,已作为一种新型的疼痛治疗方法,并广泛应用于围手术期病人的疼痛治疗中,取得了很好的治疗效果。此外,越来越多的医院开设了疼痛门诊和病房,高科技的镇痛装置和先进的疼痛管理理念也随之产生,如切口镇痛、超前镇痛、疼痛的规范化治疗等,极大地丰富了临床疼痛治疗的方法和手段。

三、确保安全有效

疼痛治疗应在明确诊断的基础上,对病人实行综合治疗,绝大部分都可以收到满意的疗效。但由于实施疼痛治疗时很多药物及有创操作也可能引起各种不良反应,甚至威胁病人的生命安全。因此,在治疗时需注意以下几点:

1. 详细了解病人的全身情况及重要脏器的功能 包括病人的年龄、性别、病史及药物过敏史等,治疗前应常规测量血压、听诊双肺呼吸音,必要时行心电图检查,发现内科疾患应考虑先转诊内科治疗。

2. 严格疼痛药物使用注意事项 严格疼痛药物使用的适应证、禁忌证,及时监测和跟踪药物不良反应,防止药物滥用和病人药物成瘾给病人带来极大痛苦。

3. 神经阻滞时要严防局麻药误入血管内 操作中要反复回抽确认有无血液回流,同时应注意局麻药的用量,以避免发生迟发型毒性反应。

4. 治疗室应配备急救药品、物品 治疗室最好配备专业的抢救车和急救设备,如吸氧面罩、简易呼吸器、急救药品、急救气管插管用物等,放在取用方便之处,并定时检查补充,以备急用。

5. 注意无菌原则,预防感染 实施疼痛治疗应在专门的治疗室内进行,并做好空气消毒。操作时应参照外科手术操作的无菌原则进行,预防感染。

第二节 疼痛治疗的方法

一、药物镇痛疗法

药物治疗是疼痛治疗的最基本、最常用的方法。因其方便、迅速、安全、有效,而且给药途径多,不良反应相对较少,已作为慢性疼痛和早期癌痛病人的首选治疗方法。临床常用的镇痛药概括起来主要分为三大类:①麻醉性镇痛药,如芬太尼、吗啡、哌替啶、喷他佐辛(镇痛新)等;②非甾体抗炎镇痛药(NSAIDs),如阿司匹林、布洛芬等;③其他辅助类用药,如激素、解痉药、局麻药、抗抑郁药等。临床上选择药物时，应先明确诊断后，根据病人疼痛的病因、性质、部位及全身情况选择合适的镇痛药物。

（一）麻醉性镇痛药

麻醉性镇痛药也称为阿片类镇痛药，是指作用于中枢神经系统，能解除或减轻疼痛并改变对疼痛的情绪反应的药物。随着阿片受体的发现和大量合成麻醉性镇痛药物的问世，将能与阿片受体结合并产生不同程度激动效应的天然或合成的物质统称为阿片类物质。

1. 阿片类药物的分类

（1）按来源分类：该类药物又可分为天然阿片类、半合成衍生物（如双氢可待因、二乙酰吗啡）和合成的阿片类镇痛药。合成药物又分为4类：①苯哌啶类，如哌替啶、芬太尼等；②吗啡烷类，如左吗喃、左啡诺；③苯并吗啡烷类，如喷他佐辛；④二苯甲烷类，如美沙酮、右丙氧芬。

（2）按受体类型分类：可分为阿片受体激动药、阿片受体激动-拮抗药和阿片受体拮抗药三大类（表5-1）。阿片受体激动药主要激动 μ 受体；阿片受体激动-拮抗药主要激动 κ 和 δ 受体，对 μ 受体有不同程度的拮抗作用；阿片受体拮抗药主要拮抗 μ 受体，对 κ 和 δ 受体也有一定的拮抗作用（表5-2）。

表5-1 阿片类镇痛药及其拮抗药分类

分类	代表药物
阿片受体激动药	吗啡、哌替啶、芬太尼
阿片受体激动-拮抗药	喷他佐辛、布托啡诺、纳布啡
阿片受体拮抗药	纳洛酮、纳美芬

表5-2 阿片受体激动后的效应

受体	作用
μ_1	脊髓镇痛、镇静、催乳素分泌
μ_2	呼吸抑制、欣快、瘙痒、缩瞳、抑制肠蠕动、恶心、呕吐、依赖性
κ	脊髓镇痛、呼吸抑制、镇静、致幻觉
δ	脊髓镇痛、平滑肌效应、缩瞳、调控 μ 受体活性
ζ	呼吸加快、心血管激动、致幻觉、瞳孔散大
ε	激素释放

（3）根据阿片类药物的镇痛强度分类：临床上分为弱阿片药和强阿片药。弱阿片类药如可待因、双氢可待因；强阿片类药包括吗啡、芬太尼、哌替啶、舒

芬太尼和瑞芬太尼等。

2. 临床应用 阿片类镇痛药主要用于中到重度疼痛,尤其适用于严重创伤、急性心肌梗死、较大切口的手术等引起的急性疼痛以及癌痛等。在临床麻醉中,这类药物常作为静脉复合麻醉或静吸复合麻醉的组成部分。

3. 不良反应 阿片类药物全身应用常出现的不良反应有恶心、呕吐、瘙痒、尿潴留、胃排空延迟及便秘等,是由于其作用于外周阿片受体所引起的,一般给予外周阿片受体拮抗剂,可特异性地减弱阿片类药物的外周不良反应,而中枢镇痛和其他作用不变。另外,口服和皮下给予外周阿片受体拮抗剂纳曲酮,可以减轻阿片类药物相关的瘙痒及烦躁,还可迅速逆转吗啡引起的恶心、呕吐。

(二)非甾体抗炎镇痛药(NSAIDs)

非甾体抗炎镇痛药是一类不含有甾体结构的抗炎药,包括阿司匹林、对乙酰氨基酚、吲哚美辛、双氯芬酸、罗非昔布、尼美舒利、布洛芬、塞来昔布等。该类药物具有抗炎、抗风湿、止痛、退热和抗凝血等作用,主要用于炎症免疫性疾病的对症治疗,以及腰背痛、痛经、牙痛、急性痛风、外伤或术后疼痛等的治疗,无成瘾性和依赖性,是临床使用最广泛的一类镇痛药。

1. 药物分类 按照化学结构分类,非甾体抗炎药可以分为水杨酸类、苯胺类、吡唑酮类及其他类等。水杨酸类的代表药物如阿司匹林等;苯胺类的代表药物如对乙酰氨基酚等;吡唑酮类包括复方氨基比林、保泰松等;其他抗炎有机酸类如布洛芬、尼美舒利等。

2. 药理作用和临床应用 各类 NSAIDs 的化学结构不同,但都是通过抑制前列腺素的合成而发挥其解热、镇痛、消炎作用的。非甾体抗炎药一般产生中等程度的镇痛作用,镇痛作用部位主要在外周,对各种创伤引起的剧烈疼痛、内脏平滑肌绞痛,慢性疼痛如头痛、关节肌肉疼痛、牙痛等效果较好。大多数非甾体抗炎药都具有消炎作用,此外该类药物对肿瘤的发生、发展及转移均有抑制作用,可与其他抗肿瘤药物有协同作用。

3. 不良反应 NSAIDs 的主要不良反应为胃肠道反应,如恶心、呕吐,严重时还可能导致胃溃疡、胃出血等,应尽量避免空腹服用;还可能出现肝脏受损,生化指标异常;头痛、耳鸣、头晕、耳聋、弱视、嗜睡、失眠、感觉异常、麻木等神经系统的不良症状也可出现。存在严重的脏器功能障碍、变态反应、凝血功能障碍者,以及老年人和小儿均要慎用或禁用。

(三)其他辅助用药

1. 抗抑郁、抗焦虑与镇静催眠药 常用药物有阿米替林、多塞平、马普替林等。这类药物主要改善病人的情绪和对疼痛的耐受性,药物本身有一定的止痛作用,因此单独使用或与其他镇痛药联用时有助于缓解疼痛。

2. 激素类药物 如泼尼松、地塞米松、曲安奈德等。其在临床疼痛治疗中应用广泛,既可以全身用药又可以局部治疗。其主要通过抑制前列腺素的合成和释放,产生和加强镇痛作用。

3. 抗癫痫药 如卡马西平、加巴喷丁、氯硝西泮等。这类药物能控制自发产生的神经放电和神经损伤后的自发放电。卡马西平已广泛地应用于三叉神经痛病人,效果良好。加巴喷丁可用于成人疱疹后神经痛的治疗。

二、神经阻滞与损毁疗法

神经阻滞与损毁疗法是直接在神经末梢、神经干、神经丛、脑脊神经根、交感神经节等神经组织内或附近注入药物或给予物理刺激,以干扰、阻断或终止神经传导功能,达到诊断和治疗疼痛的目的。

(一)神经阻滞疗法的原理

1. 阻断痛觉的神经传导通路 局部麻醉药或神经破坏药通过抑制神经细胞膜内外钠离子和钾离子的流动,甚至引起胞膜变形、细胞坏死,从而阻断神经冲动的传导。

2. 阻断疼痛的恶性循环 各种伤害性刺激传导进入脊髓后,一部分传到大脑产生痛觉;一部分经脊髓反射,刺激交感神经和运动神经,并分别使相应区域血管收缩和肌肉紧张,加重局部缺血、缺氧使疼痛加剧,如此形成恶性循环。神经阻滞疗法是阻断这种恶性循环的最佳方法。

3. 改善血液循环 通过阻滞交感神经,扩张其支配的血管,加快血流速度,改善因循环不畅引起的疼痛。

4. 抗炎作用 通过改变局部血液循环,同时加入少量的皮质激素可通过减少磷脂 A_2 抑制物合成,减少白细胞介素和前列腺素生成,起到抗炎作用。

(二)神经阻滞疗法的优点

1. 止痛效果确实可靠 对大多数疾病而言,药物可直接注射在痛点或引起疼痛的部位,效果立竿见影。

2. 对某些疾病的诊断和鉴别诊断具有重要意义。

3. 治疗范围和时效选择性强 可通过调整药物种类、浓度、剂量来控制神经阻滞的范围和作用时效。

4. 全身副作用小 所使用的药物极少发生严重不良反应。

5. 利于术后恢复 神经阻滞对全身影响较小,但效果确切,对加快术后恢复、提高生活质量有很大帮助。

(三)常用药物选择

1. 局部麻醉药 对任何神经都有阻断作用,使兴奋阈升高,动作电位降低,传导速度减慢,不应期延长,直至完全丧失传导性。根据结构不同,分为对氨基苯甲酸酯类和酰胺类。对氨基苯甲酸酯类的常用局麻药有普鲁卡因、丁卡因等；酰胺类的常用局麻药有利多卡因、布比卡因、罗哌卡因等。

2. 神经损毁药

（1）乙醇：具有极强的亲水性，可使神经细胞脱水、变性等，破坏神经组织的结构，使神经失去传导功能，是临床上最常用的神经破坏药。临床使用的乙醇浓度为80%~100%，使用前经过灭菌处理。常用于蛛网膜下腔阻滞和神经节及周围神经阻滞。

（2）酚：酚为灭菌剂、硬化剂，又是止痛剂。可产生蛋白质变性作用，阻断神经的电生理传导，作用强于乙醇，适应证与乙醇基本相同。

3. 糖皮质激素 这类药在神经阻滞中的应用目前尚有争议。

4. B族维生素 该类维生素现已成为大家公认的常规用药。

（四）常见神经阻滞的方法和适应证

1. 痛点阻滞 用1%~2%普鲁卡因或0.5%~1%利多卡因等局麻药加其他辅助用药直接注射在局部压痛点，适应于腱鞘炎、肱骨外上髁炎、肩周炎等。

2. 周围神经阻滞 头颈部、躯干和四肢的疼痛可根据神经分布阻滞相应的神经干或其分支，如三叉神经痛应阻滞三叉神经；胸壁和上腹壁疼痛可阻滞肋间神经。

3. 蛛网膜下腔阻滞 将局部麻醉药或神经破坏药注入蛛网膜下隙，阻断部分脊神经冲动传导功能，继而阻滞相应神经支配区域的疼痛。可用于下肢及下腹部手术麻醉，亦可用于治疗顽固性疼痛。

4. 硬脊膜外腔阻滞 适用于治疗腰背部或下肢的慢性疼痛。腰部硬膜外穿刺后，采用单次注药法，也可采用置管分次注药。经硬脊膜外腔PCA注射镇痛药现已作为术后镇痛的常用方法，效果良好。

5. 交感神经阻滞 经椎旁或椎前在3个位置（星状神经节、腹腔神经节和腰交感神经节）注射局麻药能阻断全身交感神经网。

（五）神经阻滞治疗的常见并发症和处理

1. 局麻药的毒性和高敏反应 主要表现为头痛、头晕、口舌麻木、耳鸣、视力模糊、精神错乱、肌肉震颤，甚至惊厥，呈现神经系统高度兴奋状态，继而出现意识丧失、面色苍白、血压下降及呼吸抑制，严重者可出现心律失常。处理原则是采取相应的对症措施，如立即给氧、适当应用镇静药、维持正常的心率和血压、必要时气管插管等。

2. 穿刺针/导管断裂或断掉部分遗留于体内 在神经阻滞前后应仔细检查穿刺针和导管，残留的穿刺针或导管要尽快取出，以免在躯体活动时损伤邻近组织、血管和神经。

3. 疼痛 引起穿刺部位残留疼痛的原因有外源性污染、感染和气胸，也可能与穿刺过程中体位不当或穿刺针引起组织内出血有关。

4. 气胸　穿刺针刺破胸膜或将气体引入胸腔都可发生气胸,以左侧多见。一般穿刺后短时间内可出现胸痛、咳嗽或气急等症状,也可在穿刺后 12 小时才出现。通过胸部 X 线检查很容易确定气胸的程度和范围。轻度气胸给予少量镇静药,密切观察;严重气胸需行胸腔闭式引流。

5. 局部组织损伤　如局部组织肿胀、蜂窝织炎、脓肿形成等,主要原因是器械消毒不彻底或局麻药受到污染。

6. 神经损伤　一般与穿刺针的大小、进针深度有关,也有可能是原来已存在神经病变、感染、外科损伤等,因此局麻药应尽可能避免直接注于神经,尽可能注射于神经旁。

7. 其他少见严重并发症　如全脊髓麻醉等。

（六）神经阻滞的禁忌证

1. 不合作者,包括精神失常的病人。

2. 对治疗药物过敏者。

3. 有出血倾向或正在进行抗凝治疗者。

4. 穿刺部位的皮肤和深层组织内有感染病灶或全身重症感染者。

5. 低血容量、不宜施行神经阻滞者。

6. 怀疑有恶性病变或病情迅速演变者,在明确诊断之前不宜施行神经阻滞治疗。

三、物理疗法

物理疗法是应用各种人造的或天然的物理因素如光、电、热、磁等作用于人体局部,改善局部组织血液循环和代谢,并通过神经反射和体液调节机制,产生全身继发反应,提高机体的非特异性免疫功能,从而起到消炎消肿、解痉镇痛、恢复功能的治疗方法。

（一）电疗

电疗是指利用不同类型的电流和电磁场治疗疾病的方法。其中最常用的方法主要有直流电疗法、直流电药物离子导入疗法、低频脉冲电疗法、中频脉冲电疗法、高频电疗法等。不同类型的电流对人体的主要生理作用不同,直流电是方向恒定的电流,可改变体内的离子分布,调整机体功能,常用来作药物离子导入;低、中频电流刺激神经肌肉收缩,降低痛阈,缓解粘连,常用于神经肌肉损伤、炎症等;高频电流以其对人体的热效应和热外效应促进血液循环,消退炎症和水肿,刺激组织再生,常用于治疗损伤、炎症性疼痛综合征,大功率高频电可治疗恶性肿瘤。

电刺激的镇痛作用与选用的脉冲电疗的频率、波形、脉宽和刺激电流强度等物理参数有关,目前用于镇痛治疗的电流波形主要有方形波、正弦波、阶梯波等。选用一种波形易产生适应性反应、镇痛效果较差,变换波形的组合方式可以获得较好的镇痛效果。

电疗法临床应用广泛,但某些高热、心力衰竭、有出血倾向、感觉障碍和植入心脏起搏器的病人应禁用或慎用。

（二）光疗

光疗法是指采用日光或人工光源治疗疾病的方法。其作用原理是通过选择性地调节光线波长及能量,作用于局部组织发生分子和蛋白的物理和化学变化,从而刺激和调节有关系统的生命活动。目前临床常用的人工光源有红外线、紫外线、超激光等。其主要治疗作用是引起局部血管扩张,增加循环血量,加速新陈代谢并增强免疫功能,同时促进渗出吸收、水肿消除、炎症消散,也可以降低感觉神经兴奋性,缓解疼痛和促进肉芽组织与上皮的生长,加速伤口愈合。

光疗法的常用照射方法可分为穴位照射、痛点照射、星状神经节照射、局部照射和其他照射法等。治疗时应避开眼及性腺部位,对某些恶性肿瘤、活动性肺结核、有出血倾向和严重心、肝、肾功能障碍的病人应禁用或慎用光疗法。此外,某些疾病放疗后的1~3天内不宜做紫外线治疗。

（三）磁疗

磁场作用于人体可以改变人体生物电流的大小和作用方向,并可感应生成微弱的涡电流,影响机体内电子运动的方向和细胞内外离子的分布、浓度和运动速度,改变细胞膜电位以及细胞内外的物质交换,从而达到镇痛、消炎、消肿的作用。磁疗的主要方法为静疗法和动疗法。

1. 静疗法　指将磁片贴于穴位或痛点,利用磁片产生的恒定磁场治疗疾病。

2. 动疗法　是将高强度的磁体安装在特定装置上,使磁片高速转动,或通过电流产生交变磁场或脉动磁场以治疗疾病的方法。

磁疗的剂量应根据病人的年龄、疾病、体质做相应调整。一般静疗法每个疗程3~4周,动疗法每个疗程5~20次,疗程间应间隔5~10天。

（四）超声波疗法

指频率超过20kHz,不能引起正常人听觉的机械振动波,作用于人体组织使之交替出现正压和负压的机械作用,使细胞出现压缩、伸张,从而产生微细按摩温热效应,促进生物化学转变并达到改善组织营养、促进细胞增生和消炎镇痛目的的一种治疗方法。目前,除了一般的超声波治疗外,还有超声波药物渗透疗法、超声雾化吸入疗法和超声波–电疗法等。根据疾病的部位不同,可采用直接接触疗法和间接接触疗法,并根据需要调节好适合的剂量和输出频率以及治疗时间。

（五）传导热疗法

是以各种热源为介质，将热量直接传导至人体，达到治疗目的的方法。临床上主要使用的热源有泥、石蜡、热蒸汽、石器等。其主要原理是使全身或局部体温升高、加快血液循环、促进新陈代谢、改善局部组织的营养，从而达到镇痛效果。

1. 泥疗法　用各种泥类物质加热后作为介质，涂敷在身体的一定部位，将热传至人体，起到治疗作用的方法。治疗用泥一般加热至 42~45℃即可。

2. 石蜡疗法　以加热熔解的石蜡为温热介质，涂敷于患部，将热量传入人体，以达到治疗目的的方法。临床上选用的医用石蜡为白色无水石蜡，熔点为 50~60℃，应采用水浴方式加热至 70~80℃，不可直接加热，以免烧焦和烫伤。

3. 玉石疗法　利用电热原理加热玉石产生大量的远红外线，作用于人体。远红外线被人体表层吸收后产生大量的热量，并传导至皮下更深层组织，令人体细胞活化，促进新陈代谢，增进人体的免疫功能，从而达到康复治疗的目的。

四、中医疗法

1. 中药外治法　是以中医基本理论为指导，将中草药制剂施于孔窍、皮肤、腧穴及病变局部等部位用于治疗各种病痛的方法。该疗法作用迅速、简便、灵验，使用安全、毒副作用少，病人乐于接受。在疼痛临床治疗中常用贴药疗法、敷药疗法、熏洗疗法、涂搽疗法、脐疗法、发泡疗法以及中药离子导入等外治疗法。

2. 针灸疗法　几乎可以治疗各种疼痛，而且其治疗效果可达到"立竿见影"的程度。中医认为针灸镇痛是通过 3 个途径来实现的：①病因治疗；②病机治疗；③症状治疗。这三者往往是相辅相成，共同发挥作用的。有关针灸镇痛机制的研究成果相当丰富，一般认为中枢神经系统除了存在一些对伤害性刺激非常敏感的痛觉中枢外，在中枢各级水平尚存有"痛觉调制系统"，可以抑制或调制痛觉冲动向中枢的传递，针刺信息和疼痛信息经传入神经进入脊髓，通过一定的神经传导途径和痛觉调制系统的加工整合，使伤害性疼痛刺激引起感觉和反应受到抑制，从而产生镇痛效应。针灸治痛常用的腧穴有中脘、足三里、内关、公孙、脾俞、胃俞、合谷、曲池等。

3. 推拿　是通过医生的手法作用于人体体表的特定部位，以调节机体的生理、病理状况，达到治疗效果。祖国医学观点认为推拿治疗主要依靠舒筋活络、活血化瘀、理筋整复 3 条途径而达到镇痛目的。现代医学理论则认为推拿镇痛的机制主要与调节机体神经兴奋性、增强人体免疫能力、内啡肽浓度升高和增强人体心肺功能4个方面有关。推拿的基本技术包括按法、摩法、推法、揉法、捏法、滚法、擦法和拔伸法,其主要适应证有急、慢性腰肌劳损,腰椎间盘突出症,强直性脊柱炎,肩关节周围炎以及落枕等。

4. 拔罐　中医拔罐疗法又称"角法",拔罐通过罐内形成负压,人为造成毛细血管破裂淤血,调动人体干细胞修复功能及坏死血细胞吸收功能,促进血液循环,激发精气,调理气血,达到提高和调节人体免疫力的作用。同时拔罐疗法对局部皮肤有温热刺激作用,能使局部血管扩张,调整微循环,加速新陈代谢,加速机体内的废物、毒素排出,改变局部组织的营养状态,增强血管壁的通透性、白细胞及单核吞噬细胞的吞噬能力,从而促使疾病好转,减轻疼痛。

5. 刮痧　是传统的自然疗法之一,它是以中医皮部理论为基础,利用刮痧器具,刮拭经络穴位或某处皮肤,通过良性刺激使刮拭处充血,改善局部微循环,起到祛除邪气、驱风散寒、清热除湿、活血化瘀、通络止痛,以增强机体自身潜在的抗病能力和免疫功能,从而达到扶正祛邪、防病治病的作用。现代科学证明,刮痧可以扩张毛细血管,增加汗腺分泌,促进血液循环,对于高血压、中暑、肌肉酸痛等所致的风寒痹症都有立竿见影之效。经常刮痧,可起到调整经气、解除疲劳、增强免疫功能的作用。

五、介入治疗

1. 胶原酶溶盘疗法　是指经皮穿刺,向病变的椎间盘注入胶原酶,以降解椎间盘的突出物,并将其转化成人体可吸收的氨基酸类物质,从而彻底解除其对神经的压迫和刺激,以消除疼痛的一种介入疗法。其具有不开刀、创伤小、恢复快、疗效佳、周期短、安全性高等技术特点,国内外用于治疗椎间盘突出症,取得较为满意的治疗效果。

2. 射频疗法　是指送入特定部位的电极导管在高频电流的作用下,引起组织内带电荷的离子与周围组织互相摩擦产生热量,形成一定范围的蛋白质凝固灶,从而阻止痛觉信号的传导,产生镇痛效果的治疗方法。目前临床主要的适应证包括三叉神经痛、疱疹后神经痛、交感神经痛以及各种脊柱源性疼痛等。

3. 臭氧注射疗法　是采用专用的臭氧针,在病变部位注入一定浓度的臭氧,以迅速氧化髓核组织内的蛋白多糖并破坏髓核细胞,使蛋白多糖的功能丧失,细胞产生蛋白多糖减少,髓核组织的渗透压不能维持,导致水分丧失而萎缩,从而降低椎间盘内的压力,消除对神经根的压迫。对治疗椎间盘突出症、软组织痛、各种关节炎及神经病理性疼痛有较好的疗效。

六、其他方法

1. 外科手术疗法　随着现代医学的发展,发现某些顽固性疼痛用传统治疗方法效果不佳时,可以采取手术治疗的方式,切断感觉神经的传入通路,从而达到止痛的目的。其主要适应证为顽固性癌痛和经非手术治疗无效的慢性疼痛。手术部位可从外周神经到进入脊髓的神经根直至大脑组织,目前临床已经开展的手术方式主要分为颅外手术止痛和颅内手术止痛。其中颅外手术又包括外周神经切断术,如三叉神经周围支切断术、舌咽神经切除术、脊髓神经后根切除术、脊髓部分切除术和交感神经切除术等;颅内手术主要有大脑皮质毁损术、垂体破坏术、三叉神经感觉根切断术等。与非手术治疗相比,因手术创伤较大、费用高,对年老体弱、合并其他慢性病的病人不作为推荐选择。

2. 小针刀疗法　是将中医传统针刺疗法与现代手术疗法结合在一起的一种医疗新技术。其操作的特点是在切开性手术方法的基础上结合针刺方法,刺入深部直至病变部位进行切割、剥离有害组织,以达到止痛祛病的目的。该疗法具有见效快、损伤小、操作简单、病人痛苦小、费用低等优点。主要适用因软组织损伤、炎症而引起的顽固性痛点、滑膜炎、各种腱鞘炎、脊柱病变、四肢关节的退行性或损伤性病变及神经卡压综合征等。

（朱　进）

第六章 镇痛药物

第一节 概　述

目前疼痛治疗的最基本的方法仍以药物治疗为主。主要有三大类镇痛药物：麻醉性镇痛药、非甾体镇痛药及其他辅助类镇痛药。药物治疗疼痛的基本原则如下：

一、选用合适的镇痛药物

根据每个病人的疼痛类型和疼痛强度与目前治疗方案的相互作用来选择合适的药物。以癌痛为例，癌痛用药需长期规范管理，应参考 WHO 的三阶梯治疗方案来确定镇痛药的使用，根据疼痛强度分别确定相应阶梯的药物，如一阶梯药物适用于轻度疼痛病人。

二、选择并调整药物剂量

根据每个病人的疼痛类型和疼痛强度与目前治疗方案的相互作用来选择合适的镇痛药物剂量。暴发性疼痛反复发作，需要频繁追加药物剂量来镇痛，可能是由于药物剂量不足，应适当增加剂量，增加幅度通常为原用药剂量的 25%~50%，最多不能超过 100%，以免因各种不良反应造成不可预料的危害。对于因其他辅助治疗使疼痛已明显减轻者，则应酌情渐进性下调镇痛药物剂量，在保证良好镇痛效果的基础上，每天下调前一天用药剂量的 25%~50%。出现严重不良反应需要调整药物剂量时，一般做法是首先停药 1~2 次，再将剂量减少 50%~70%，然后加用其他种类的镇痛药，逐渐停止使用有不良反应的药物。

三、选择合适的给药途径

口服或无创给药为首选给药途径，该类方法简单，易于掌握，病人也愿意接受。对于有吞咽困难或芬太尼透皮贴剂禁忌证的病人，建议采用舌下含服或直肠给药。当病人口服或皮肤用药后疼痛无明显改善时，可采用肌内或静脉注射给药。若全身疼痛产生难以控制的不良反应时，则可以选择局部阻滞疗法或椎管内给药。

四、确定合适的给药间歇期

依据药物不同的药动力学特点,制订合适的给药间歇期,不仅能提高药物的镇痛疗效,还能减少不良反应。比如各种盐酸盐或硫酸盐控释片的镇痛效用可在给药 1 小时后出现,2~3 小时达到高峰,其镇痛作用可持续 12 小时;而静脉给药则可在 5 分钟内起效,持续 1~2 小时。定时给药对治疗持续性疼痛是非常重要的,比如芬太尼透皮贴剂的镇痛作用通常在给药后 6~12 小时出现,可持续 72 小时。

五、联合使用辅助治疗药物

通过辅助用药可增加镇痛药的镇痛效果,减少镇痛药的用量,减轻镇痛药物的不良反应。例如对骨转移引起的疼痛、软组织浸润、关节炎、筋膜炎以及术后疼痛可采用非甾体抗炎药;抗抑郁药虽是改善潜在抑郁和失眠的较理想的药物,但其能有效缓解各种类型的慢性疼痛,如糖尿病周围神经病变;抗惊厥药物可以治疗原发性三叉神经痛、疱疹后神经痛等;苯二氮䓬类药物(如地西泮)除了具有抗焦虑、抗癫痫、催眠作用外,同时还有解痉作用,因此可用于神经性疼痛综合征;应用降钙素治疗骨质疏松疼痛。联合多种药物,通过多种给药途径交替使用,提高镇痛效果,减少不良反应。

六、预防并处理不良反应

长期使用阿片类药物因肠蠕动受抑制会出现便秘,可用中药软化大便并促进排便;处理阿片类药物所致的呕吐可选用氟哌啶醇镇静、镇吐;处理阿片类药物引起的呼吸抑制等并发症,可在进行生命支持的同时,采用阿片类受体拮抗剂纳洛酮进行治疗。

第二节 麻醉性镇痛药物

麻醉性镇痛药(narcotics, narcotic analgesics)又称阿片类镇痛药,为中枢性镇痛药,通过提高病人的疼痛阈帮助减轻或解除疼痛,一般不引起意识障碍,剂量过大可引起嗜睡。麻醉性镇痛药主要适用于中到重度疼痛。

一、吗啡

吗啡(morphine)为阿片受体激动剂,属于强效类阿片止痛药物。口服后易吸收,首关效应明显,生物利用度低,主要经肝脏代谢,全身分布,少量可通过血脑屏障。主要经肾脏排泄,少量经乳汁排出,也可以通过胎盘屏障进入胎儿体内。肌内注射后 15~30 分钟起效, 45~90 分钟产生最大效应,镇痛作用持续 4~6 小时。

1. 临床应用　吗啡主要用于其他镇痛无效的急性锐痛,如严重创伤、战伤、术后镇痛、心肌梗死等和缓解各种急、慢性顽固性与癌症晚期疼痛。吗啡对不同类型、不同部位疼痛的治疗效果不同,如硬膜外注射吗啡对持续性的躯体源性的疼痛效果最好,尤其是下肢,其次是持续性的内脏疼痛;对间断性躯体疼痛、间断性内脏疼痛、神经源性疼痛和由骨折或运动活动引起的疼痛效果差。吗啡不能单独应用于内脏绞痛(如胆、肾绞痛等),因为吗啡对平滑肌的兴奋作用较强,单独使用会使绞痛加剧,故应与阿托品等解痉药联合使用。

2. 不良反应　吗啡在产生强大镇痛作用的同时,也有较多的不良反应,如恶心、呕吐、呼吸抑制、嗜睡、眩晕、便秘、排尿困难以及成瘾性和耐受性等。在临床疼痛治疗中,常采用联合用药的措施,如吗啡与其他阿片类药、非甾体抗炎药、可乐定、氯胺酮、新斯的明等联合用药,目的是为了减少吗啡的用量及其副作用,增强吗啡的镇痛效应,以及降低吗啡耐受性的发生。如果发生急性吗啡中毒或严重呼吸抑制,应立即采取人工呼吸、给氧等生命支持,并静脉注射阿片受体拮抗药纳洛酮。

3. 禁忌证　吗啡禁用于分娩止痛和哺乳期妇女。对严重肝功能不全、慢性阻塞性肺疾病、肺源性心脏病、支气管哮喘者亦禁用。

二、可待因

可待因(codeine)又名甲基吗啡。口服容易被吸收,大部分在肝内经过代谢转变为无药理活性的产物。可待因的镇痛作用强度仅相当于等量吗啡的 1/12,但其镇痛作用持续时间与吗啡相似。当可待因达到一定的镇痛效应时,其镇痛效应并不会随剂量增加而增强。可待因的镇静作用不明显,呼吸抑制、呕吐、欣快感及成瘾性也弱于吗啡。可待因的另一个较强的作用是镇咳,采用镇咳剂量时,对呼吸中枢会有轻微的抑制作用,因此常被当做中枢性镇咳药在临床上使用。可待因的镇痛起效时间为 30~45 分钟,在 1~2 小时内作用最强,镇痛持续时间为 4 小时,镇咳持续时间为 4~6 小时。

1. 临床应用　常用于中等程度的疼痛,与非甾体消炎镇痛药联合应用可使镇痛作用增强,单一使用可待因对严重疼痛的镇痛效果欠佳。可待因也常作为中枢性镇咳药,用于无痰干咳及剧烈频繁咳嗽的病人,但是痰多黏稠者不适宜。

2. 不良反应　较多见的有心理变态或幻想、心律失常及呼吸缓慢或不规则,长期应用可以引起依赖性,但常规用量引起的依赖性较其他吗啡类药物作用弱。

3. 禁忌证 孕产妇及对可待因过敏者禁用。新生儿、婴儿及哺乳期妇女慎用。

三、哌替啶

哌替啶（pethidine），是目前最常用的人工合成的强效镇痛药。哌替啶主要为阿片受体激动药，其作用机制与吗啡相似，可以产生镇痛、镇静作用，无镇咳作用。口服及注射给药均可吸收，口服约 50% 首先经肝脏代谢，血药浓度低。皮下或肌内注射作用发挥快，10 分钟可产生作用，持续 2~4 小时。主要在肝脏代谢为哌替啶酸或去甲哌替啶，以结合型或游离型形式经尿排出，但去甲哌替啶可引起肌肉震颤、抽搐甚至惊厥等神经毒性。哌替啶的镇痛强度为吗啡的 1/10，10%~20% 的病人用药后可出现欣快感，能短时间提高胃肠道括约肌及平滑肌的张力，减少胃肠蠕动，但是引起尿潴留及便秘的发生率较吗啡低。

1. 临床应用 哌替啶主要用于急性剧烈性疼痛，如创伤性疼痛、术后疼痛、分娩疼痛、内脏痛等。用于平滑肌痉挛引起的绞痛时，应与解痉药阿托品合用；用于分娩止痛时，需监测新生儿的呼吸。由于哌替啶的作用时间较短、毒性代谢产物的半衰期长、易蓄积等缺点，世界卫生组织提出哌替啶不宜用于癌性疼痛等慢性疼痛的治疗。

2. 不良反应 有头晕、出汗、恶心、呕吐、心悸等，久用也可成瘾，耐受性和成瘾性介于吗啡和可待因之间，剂量过大可出现明显的呼吸抑制。

3. 禁忌证 同吗啡。

四、芬太尼及其衍生物

芬太尼（fentanyl）及其衍生物——舒芬太尼（sufentanil）、阿芬太尼（alfentanil）均为人工合成的麻醉性镇痛药，为阿片受体激动剂。芬太尼的镇痛强度约为吗啡的 80 倍，起效快，静脉注射后立即生效，持续作用时间约 30 分钟；肌内注射后 15 分钟起效，维持 1~2 小时。舒芬太尼为强效麻醉性镇痛药，其镇痛强度为芬太尼的 5~10 倍，作用持续时间约为其 2 倍，非常适用于术后镇痛；阿芬太尼的镇痛强度为芬太尼的 1/4，作用持续时间约为其 1/3，为短效镇痛药，一般不单独用于镇痛，主要用于麻醉辅助用药。

芬太尼透皮贴剂是强效阿片类药经皮贴敷给药制剂，主要适用于需要应用阿片类止痛药物的中到重度慢性疼痛，具有使用方便、镇痛效果确切等优点。第 1 次使用时，6~12 小时后芬太尼在血浆中的浓度可产生镇痛效应，12~14 小时后芬太尼在血浆中的浓度达稳定状态，其镇痛作用可维持 72 小时。初始剂量的选择应根据病人曾经使用阿片类镇痛药的情况决定，包括种类、剂量、耐受程度、时间长短、病人的体质和年龄等。病人首次使用时，通常以从 25μg/h 开始使用为宜,每隔 72 小时更换 1 次。当用药初期出现镇痛效果不够或(和)治疗过程中有明显的疼痛时,可通过加用短效镇痛药来改善。对剂量进行调整时,一般以 25μg/h 的梯度增减,但当用量调整到 300μg/h 仍不能有效控制疼痛时,表明该镇痛药无效,应考虑改用其他镇痛药。值得注意的是,在停用芬太尼透皮贴剂后,使用替代品时应从小剂量开始,小幅度逐步增加,因为在去除贴剂后约 17 小时,芬太尼在血浆中的浓度才会逐步下降一半。

1. 不良反应　芬太尼可引起眩晕、恶心、呕吐、便秘、嗜睡等不良反应,与所有强效阿片类制剂相同,最严重的不良反应是肺通气不足,出现呼吸抑制。此外,芬太尼尚有较弱的成瘾性。

2. 禁忌证　芬太尼透皮贴不能用于急性或术后疼痛的治疗,因为这种情况下不仅不能在短期内增加芬太尼的用量,而且可能导致严重的或威胁生命的肺通气不足。芬太尼透皮贴禁用于 40 岁以下的非癌性慢性疼痛病人(艾滋病与截瘫病人除外)。对于支气管哮喘、呼吸抑制及重症肌无力病人应禁用芬太尼,孕妇、心律失常病人应慎用。

五、盐酸羟考酮控释片

盐酸羟考酮控释片为阿片受体纯激动剂,活性成分为羟考酮,有镇痛、镇静、止咳和抗焦虑作用,其起效迅速、作用时间长、镇痛作用无封顶效应。羟考酮控释片的等效止痛作用强度是吗啡的 2 倍,口服吸收好,生物利用度为 60%~87%,是吗啡的 2~3 倍,血浆清除半衰期短,约 4.5 小时,代谢产物主要经肾脏排泄。服药后会出现双吸收时相,即提供快速镇痛的快吸收相和提供持续镇痛的慢吸收相,药物作用维持 12 小时左右。

1. 临床应用　主要用于中到重度疼痛,多用于慢性疼痛的治疗,如癌性疼痛、骨关节炎性痛和疱疹后神经痛。

2. 不良反应　常见不良反应有便秘、恶心、呕吐、头晕、头痛、嗜睡、乏力等,如出现持续恶心、呕吐,可用止呕药治疗。

3. 禁忌证　缺氧性呼吸抑制,颅脑损伤,急腹症,胃排空延迟,麻痹性肠梗阻,慢性支气管哮喘,中、重度肝功能障碍,重度肾功能不全(肌酐清除率 <10ml/min)病人禁用;孕妇及哺乳期妇女禁用;手术前或手术后 24 小时内不宜使用。

六、美沙酮

美沙酮(methadone)为阿片受体激动药,口服吸收好,主要经肝脏代谢,由尿排出。其镇痛持续时间及效能与吗啡相似,镇静作用较吗啡弱,但重复给药仍可引起明显的镇静作用。耐受性及成瘾发生较慢,戒断症状较轻,但脱瘾较难。服用后 30 分钟左右起效,作用维持时间为 24~36 小时;皮下及肌内注射起效更快。

1. 临床应用　适用于创伤性、外科手术后、慢性疼痛、癌性剧痛,对神经源性疼痛的效果优于吗啡,因此尤其适用于神经源性疼痛。美沙酮除用于疼痛治疗外,也可用于各种阿片类药物的戒毒治疗,对改善海洛因的依赖尤其适用。

2. 不良反应　与吗啡相近,主要有头晕、恶心、呕吐、便秘和嗜睡等,长期应用可出现身体和精神依赖,但较吗啡少。美沙酮也可引起性功能减退,使男性精液减少并可引起乳腺增生。

3. 禁忌证　孕产妇、哺乳期妇女及婴幼儿禁用。

七、曲马多

曲马多(tramadol)是人工合成的中枢性镇痛药。通过双重镇痛机制而产生作用,即选择性结合 μ 阿片受体与抑制单胺氧化酶(去甲肾上腺素和 5- 羟色胺)的重吸收。曲马多的镇痛作用较弱,约为吗啡的 1/10,不产生欣快感,其镇咳作用约为可待因的 1/2。治疗剂量时不抑制呼吸,也无致平滑肌痉挛作用,对心血管系统基本无影响。曲马多口服和肌内注射同效,20~30 分钟起效,2 小时达峰值,作用时间为 4~6 小时。曲马多的镇痛效果和其他镇痛药相比,由强至弱依次为双氢埃托啡 > 芬太尼 > 吗啡 > 哌替啶 > 曲马多 > 美沙酮 > 喷他佐辛 > 可待因。

1. 临床应用　曲马多主要用于中到重度急、慢性疼痛,如术后疼痛、创伤、癌性疼痛和分娩等,对神经源性疼痛也有效。曲马多的剂型有胶囊、针剂、滴剂、栓剂以及缓释片剂。长期应用存在一定程度的耐药性和成瘾性,应用时应注意。

2. 不良反应　与吗啡相似,但较轻,常见有消化道不适、眩晕、疲倦等。曲马多与镇静催眠药合用时有增效作用。

3. 禁忌证　对于由乙醇、安眠药、镇痛药或其他中枢神经系统药物所致的急性中毒的疼痛病人应禁用。肝肾功能不全、心脏病病人、孕妇及哺乳妇女应慎用。

第三节　非甾体消炎镇痛药

非甾体消炎镇痛药的镇痛效应中等,对头痛、牙痛、神经痛、肌肉痛和关节痛等一般性疼痛有效,对炎症性疼痛、中等程度的术后疼痛和癌性疼痛初期有较好的止痛效果,而对平滑肌痉挛性疼痛、创伤剧痛、癌症晚期剧烈疼痛等无效,长期应用无耐受性和成瘾性。

一、阿司匹林

阿司匹林(aspirin)属水杨酸类。它通过抑制体内前列腺素(以下简称 PG)的生物合成和释放而产生解热、镇痛、抗炎、抗风湿和抗血小板聚集作用。口服吸收迅速、完全,给药后约 30 分钟起效,作用持续 3~5 小时。

1. 临床作用 阿司匹林的解热、抗炎作用较强,对轻、中度体表疼痛尤其是炎症性疼痛如头痛、牙痛、神经痛、痛经及术后创口痛等有明显的镇痛作用。

2. 不良反应 阿司匹林用于解热、镇痛很少引起不良反应,但长期大量使用易引起胃肠道反应,如上腹部不适、恶心、呕吐、消化道溃疡等,停药后可消失;对血液系统、肝肾功能亦有一定的影响,可抑制凝血酶原的合成,延长出血时间;能使氨基转移酶升高、肝细胞坏死及造成肾功能损害;此外,阿司匹林还可引起过敏反应,如水杨酸反应和瑞氏综合征。

3. 禁忌证 对于哮喘、严重肝损害、低凝血酶原血症、维生素 K 缺乏症、血友病、有出血史的溃疡病人应禁用;溃疡病、心肝肾功能不全者应慎用。阿司匹林与多种药物之间有相互作用,治疗时应谨慎给药。由于阿司匹林的不良反应较多,故连续用药 2 周以上症状未见改善者应选用其他药物。

二、对乙酰氨基酚

对乙酰氨基酚(acetaminophen)属于苯胺类。它能抑制中枢神经系统合成 PG,作用强度与阿司匹林相似,但抑制外周 PG 合成的作用较弱,故解热、镇痛作用强,抗风湿作用弱,对血小板机制无影响。口服吸收迅速,0.5~1 小时血药浓度达峰值,作用持续 2~3 小时。

1. 临床应用 主要用于感冒发热、神经痛、肌肉痛及对阿司匹林不能耐受或过敏的病人。

2. 不良反应 偶可引起恶心、呕吐、出汗等,少数可发生过敏性皮炎、粒细胞缺少等。

3. 禁忌证 对对乙酰氨基酚过敏及严重肝肾功能不全者禁用。

三、保泰松

保泰松(phenylbutazone)属于吡唑酮类。它能抑制体内的 PG 合成而发挥作用,抗炎、抗风湿作用强,而解热、镇痛作用较弱。

1. 临床应用 主要用于风湿性和类风湿关节炎及强直性脊柱炎,因其不良反应多且严重,已不作为抗风湿的首选药。

2. 不良反应 不良反应发生率为 10%~15%，常见有上腹部不适、恶心、呕吐等，大剂量可引起胃和十二指肠出血及溃疡，还可以引起粒细胞减少、血小板减少、再生障碍性贫血和水钠潴留等。

3. 禁忌证 溃疡、高血压、心功能不全及肝肾功能不良者禁用。

四、吲哚美辛

吲哚美辛（indometacin）属于乙酸类。它具有明显的抗炎、抗风湿和解热、镇痛作用，在 NSAIDs 中其镇痛作用很强，50mg 吲哚美辛的抗炎镇痛效果相当于 600mg 阿司匹林。吲哚美辛除可以抑制 PG 的合成外，还能抑制白细胞的趋化和溶酶体酶的释放，阻止炎症刺激物引起的组织炎症反应。口服吸收快而完全，约 4 小时血药浓度达峰值，作用持续 2~3 小时，不能被透析清除。

1. 临床应用 吲哚美辛对炎症性疼痛有良好的镇痛作用，如关节炎、肩周炎、滑囊炎等，也可用于治疗偏头痛、手术后痛、痛经、创伤后痛等，同时具有解热作用。

2. 不良反应 不良反应较多且较重，尤其是消化道反应严重，用药者可出现恶心、呕吐、消化不良及溃疡，偶见穿孔、出血等。另外还可引起神经系统反应、过敏反应和抑制造血系统等。

3. 禁忌证 对于有活动性消化道溃疡或出血、孕妇、哺乳期妇女、冠状动脉搭桥手术围手术期疼痛的治疗应禁用。高血压、心功能不全、有出血倾向、癫痫、精神障碍者以及老年人慎用。

五、布洛芬

布洛芬（brufen）主要通过抑制环氧酶，减少 PG 合成，从而达到较强的抗炎、止痛、解热作用，作用强度相似于阿司匹林，但抗炎作用更为突出，胃肠道不良反应相对轻于阿司匹林。口服吸收迅速，服药后 1~2 小时血药浓度达峰值，作用时间为 2 小时。

1. 临床应用 布洛芬主要用于各种慢性关节炎的急性发作期或持续性关节肿痛的治疗，如风湿性及类风湿关节炎、痛风性关节炎及骨关节炎，疗效并不优于阿司匹林，但主要特点是胃肠道反应很少。同时，也应用于非关节性的各种软组织风湿性疼痛的治疗。

2. 不良反应 较轻，主要为胃肠道刺激症状，少数出现胃溃疡和消化道出血，偶见皮疹等过敏反应。

3. 禁忌证 对布洛芬过敏、孕妇、哺乳妇女禁用。哮喘、溃疡病和出血倾向者应慎用。

六、酮咯酸

酮咯酸(ketorolac)与其他 NSAIDs 相似,也是通过抑制 COX 活性和 PG 合成而产生药效,具有强大的止痛作用,其止痛强度强于萘普生和保泰松,大约是阿司匹林的 800 倍、吲哚美辛的 3~6 倍;消炎作用等于或强于吲哚美辛、萘普生和保泰松;同时还可以降低热原诱导的发热体温。肌内注射后迅速且完全被吸收,口服后几乎完全被吸收,食物可减慢吸收速度,但不影响吸收程度,生物利用度为 80%~100%。肌内注射后通常 10 分钟即可明显止痛,50 分钟后血浆浓度可达峰值;口服后通常 30~60 分钟可明显止痛,1.5~4 小时血浆浓度达峰值。血浆半衰期年轻人约 5.3 小时,老年人约 7 小时,止痛作用可维持 6~8 小时。91.4% 由尿路排出,其余经粪便排出。肾功能不全者的总血浆清除率下降,消除半衰期延长,故宜减少剂量。

1. 临床应用 酮咯酸主要用于各种疼痛的短期治疗,包括各种术后疼痛(如腹部、胸部、泌尿科、妇科、口腔科、矫形等术后疼痛)和各种原因引起的急性骨骼肌疼痛如脱位、骨折和软组织损伤,以及其他疾病引起的疼痛如产后痛、急性肾绞痛、牙痛、坐骨神经痛、晚期癌痛、创伤痛、胆绞痛等,可作为吗啡、哌替啶的替代品。

2. 不良反应 最常见的不良反应为神经系统和胃肠道反应,表现为困乏瞌睡、头晕头痛、消化不良、恶心、胃肠疼痛、腹泻、便秘、气胀、腹胀、消化道溃疡、直肠出血及口干等。此外,偶见在注射点部位出现瘀斑、挫伤、血肿及瘙痒和荨麻疹。长期口服偶见肾功能受损。

3. 禁忌证 对阿司匹林或其他非类固醇类抗炎药会诱发严重过敏的病人、活动期消化性溃疡病人、孕妇及 18 岁以下的病人禁用酮咯酸;肝肾功能不全、有肝病史或肾病史及高血压的病人慎用。由于酮咯酸可分泌到乳汁中,故哺乳期妇女使用应注意。

七、吡罗昔康和美洛昔康

吡罗昔康(piroxicam)与美洛昔康(meloxicam)为同类药,属噻嗪类衍生物。其有强烈的抑制体内 PG 合成酶的作用,并抑制白细胞向炎症区域移动和溶酶体酶向外释放,有解热、镇痛、抗炎、抗风湿作用。吡罗昔康口服吸收完全,但起效较慢,口服后约 4 小时血药浓度达峰值。美洛昔康能选择性地抑制 COX-2,较少发生消化系统不良反应。

1. 临床应用 主要用于治疗风湿性或类风湿关节炎,也适用于骨关节炎、急性痛风等,对强直性脊椎炎、肩周炎等也有一定疗效。长期使用应注意复查血常规及肝、肾功能。

2. 不良反应　少见,可出现头晕、水肿、胃部不适、腹泻或便秘等,但停药后可消失。

3. 禁忌证　禁用于有消化性溃疡史和胃出血、急性卟啉症以及对其他NSAIDs 过敏的病人、孕妇和哺乳期妇女。

八、塞来昔布

塞来昔布(celecoxib)可以特异性地抑制 COX-2,阻断花生四烯酸合成PG 而发挥抗炎、镇痛作用,对 COX-1 的亲和力极弱,治疗剂量的塞来昔布不影响组织中与 COX-1 相关的正常生理过程。因此,胃肠道不良反应少,安全性较好。口服吸收良好,2~3 小时达到血浆峰浓度。

1. 临床应用　主要适用于急、慢性骨关节炎,类风湿关节炎,癌性疼痛和术后疼痛等各种急、慢性疼痛。

2. 不良反应　常见不良反应为上腹部疼痛、腹泻和消化不良。

3. 禁忌证　对于已知对其他非甾体抗炎药过敏和对磺胺类药过敏的病人,及有活动性消化道溃疡或出血的病人应禁用。

第四节　其 他 药 物

一、抗抑郁药

抗抑郁药(antidepressants)主要是通过改变中枢神经系统的递质功能来实现镇痛作用,具有提高病人情绪、增强活力的作用。目前临床上的抗抑郁药有三环类抗抑郁药,如阿米替林、多塞平、丙米嗪等;单胺氧化酶抑制剂,如苯乙肼、反苯环丙胺等;5- 羟色胺(5-HT)再摄取抑制剂,如帕罗西汀、米氮平等;其他,如氟哌噻吨美利曲辛等。

1. 临床应用　主要用于慢性疼痛和神经痛病人。三环类抗抑郁药如阿米替林对疱疹后神经痛、糖尿病性神经痛有良好的疗效;此外,对纤维肌痛和慢性下腰背痛也有良好的疗效。丙米嗪可用于治疗风湿性和类风湿关节炎疼痛。单胺氧化酶抑制剂对慢性频发性偏头痛具有显著的镇痛作用,对伴有抑郁的神经源性疼痛也有效。对长期用药者应定期检查心脏、肝脏功能。

2. 不良反应　常见有嗜睡、口干、视物模糊、便秘、心率增快、排尿困难等,最严重的是心血管系统的不良反应,可产生直立性低血压,甚至心律失常。

3. 禁忌证　严重心血管疾病、青光眼、肠麻痹及前列腺肥大病人应禁用。

二、抗癫痫药

抗癫痫药具有减少或防止中枢神经元病理性过度放电,提高病人正常脑组织的兴奋阈的作用,用于治疗神经病理性疼痛,防止和治疗癫痫发作。

(一)卡马西平

1. 临床应用　降低细胞膜对 Na^+ 和 Ca^{2+} 的通透性,降低细胞兴奋性,延长不应期。主要适用于由多发性硬化症引起的三叉神经痛和原发性三叉神经痛,以及原发性舌咽神经痛的治疗,也可用于三叉神经痛缓解后的长期预防性用药,亦用于糖尿病性周围神经病变引起的疼痛。

2. 不良反应　常见有眩晕、视力模糊、恶心、呕吐等。少数病人可出现共济失调、皮疹、粒细胞和血小板减少等。

3. 禁忌证　对于心、肝、肾功能不全,有骨髓抑制史者以及孕妇和哺乳期妇女应禁用。青光眼、心血管严重疾患、糖尿病、老年人等病人应慎用。

(二)拉莫三嗪

1. 临床应用　通过阻滞电压依赖性钠通道和抑制周围神经异位冲动的产生,减少中枢谷氨酸和天冬氨酸等兴奋性递质的释放,从而产生镇痛作用。对三叉神经痛和中枢神经痛有较好的疗效。

2. 不良反应　常有头晕、便秘、恶心、嗜睡和复视等。

3. 禁忌证　儿童及早期妊娠病人慎用。

(三)加巴喷丁

1. 临床应用　抑制受损神经元的异位放电,对三叉神经痛、糖尿病性神经痛、疱疹后神经痛有显著疗效,对其他类型的神经源性疼痛综合征如癌性疼痛、艾滋病感染引起的疼痛、慢性背痛等均有效。

2. 不良反应　包括嗜睡、眩晕、行走不稳、疲劳等。从小剂量开始,缓慢增加剂量,多数人都能耐受。

3. 禁忌证　禁用于胰腺炎病人。

三、抗焦虑药

主要包括吩噻嗪类(盐酸氯丙嗪)、硫杂蒽类(氯普噻吨)和丁酰苯类(氟哌啶醇)等。

1. 临床应用　对伴有幻觉、妄想、兴奋躁动、失眠、焦虑不安等精神症状的急、慢性疼痛有良好的镇痛作用,也可显著缓解由多种疾病和外伤所致的神经源性疼痛和癌性疼痛等。此外,还可用于一些如腹部和牙科的术后疼痛及产后痛等急性疼痛的治疗。

2. 不良反应　包括中枢抑制症状(嗜睡、淡漠、无力等)、M 受体阻断症状

（视力模糊、口干、无汗等）、α受体阻断症状（鼻塞、血压下降、反射性心悸等）以及锥体外系反应（帕金森综合征、静坐不能、急性肌张力障碍）等，少数病人可出现皮疹等过敏现象和肝损害。

3. 禁忌证　对于有癫痫史、昏迷及严重肝功能损害者应禁用。

四、糖皮质激素类药

糖皮质激素（glucocorticoid hormone）在疼痛治疗中起抗炎和镇痛两个方面的作用，主要用于慢性炎症性疼痛的治疗，局部注射于神经根病变、神经根损伤、周围神经病变及肌肉韧带损伤等组织中有显著的镇痛效果。

（一）地塞米松

地塞米松（dexamethasone）又名可的松，为长效糖皮质激素制剂，肌内注射后8小时达血药浓度峰值，作用时间持续3天。

1. 临床应用　主要用于炎症性疼痛，如各种关节炎、软组织炎症；免疫性疼痛，如各种结缔组织炎、筋膜炎和创伤性疼痛如扭伤、创伤、劳损等。地塞米松可局部注射，也可经关节腔、硬膜外间隙、骶管内给药。

2. 不良反应　长期或大量使用可致医源性库欣综合征面容、体重增加、高血压、骨质疏松、胃和十二指肠溃疡甚至出血和穿孔、水钠潴留、诱发感染，以及精神异常等。

3. 禁忌证　肾上腺皮质功能亢进、溃疡病、糖尿病、原发性高血压、骨质疏松症、精神病、严重感染、孕妇，以及对糖皮质激素和肾上腺皮质激素类药物过敏者禁用。

（二）醋酸泼尼松

醋酸泼尼松（prednisone acetate）为人工合成的中效糖皮质激素，其抗炎作用和调节糖代谢作用较强，调节水、盐代谢作用较弱。局部注射后20~30分钟起效，作用维持时间为3~4小时。

1. 临床应用　主要用于炎症性疼痛和免疫性疼痛的治疗，如各种关节炎、结缔组织炎、风湿性和类风湿关节炎。

2. 不良反应　可引起糖尿病、高血压、骨质疏松、胃和十二指肠溃疡出血、水钠潴留及诱发感染等。

3. 禁忌证　同地塞米松。

（三）甲泼尼龙

甲泼尼龙（methylprednisolone）为人工合成的中效糖皮质激素，其抗炎作用是泼尼松的1.25倍，水、盐代谢调节作用小，其余作用同泼尼松。

1. 临床应用　甲泼尼龙主要用于治疗慢性疼痛性疾病，如各种关节炎等。

2. 不良反应和禁忌证　与泼尼松相似。

（四）曲安奈德

曲安奈德（triamcinolone acetonide）是超长效的糖皮质激素。曲安奈德的抗过敏和抗炎作用强而持久，效力是可的松的 20~30 倍。肌内注射后数小时内起效，经 1~2 天血药浓度达峰值，维持 2~3 周，是目前药效最长的糖皮质激素。

1. 临床应用　经关节腔 / 囊内 / 直接进行注射用于治疗慢性、顽固性疼痛，如风湿性和类风湿关节炎、骨关节炎、滑膜炎和腱鞘炎等；应深部肌内注射使药物有效吸收；不能用于静脉注射。

2. 不良反应　同地塞米松。

3. 禁忌证　活动性胃溃疡、结核性或化脓性疾患病人应禁用。

（五）得宝松

得宝松（diprospan）是倍他米松的复方制剂，每毫升得宝松含倍他米松二丙酸酯 5mg 和倍他米松磷酸酯钠 2mg，前者为脂溶性，吸收缓慢，疗效持久，一般作用 3~4 周；后者为水溶性，吸收迅速，起效快，一般 2~4 小时起效。因此，其具有速效、长效、强效的特点。得宝松具有抗炎、抗风湿和抗过敏作用，可用于治疗对糖皮质激素敏感的各种急、慢性疼痛性疾病，可关节腔内注射，也可肌内注射，主要用于治疗风湿性疾病引起的疼痛，但不可用于静脉或皮下注射，因为混悬液或乳浊液会引起毛细血管栓塞。

（六）利美沙松

利美沙松（limethason）为地塞米松缓释剂，在体内经酯酶作用，缓慢地水解成具有活性的代谢产物地塞米松，从而发挥持久的抗炎和免疫抑制作用。利美沙松具有用量小、疗效强而持久、不良反应少等特点。进入体内 6 小时后起效，作用持续时间长达 2 周。由于其靶器官定向性强，会趋向于炎性组织，在炎症部位的浓度明显高于非炎症部位，因此其抗炎作用强，是地塞米松的 2~5 倍。主要用于慢性疼痛性疾病的治疗，如慢性腰腿痛、类风湿关节炎等，可局部、静脉、关节腔或硬膜外间隙注射给药，在消肿、止痛和增加关节活动度方面的疗效均明显优于曲安奈德。

五、局部麻醉药

局部麻醉药（local anesthetic）是局部应用于神经末梢或神经干，能短时、完全和可逆性地阻断神经冲动产生和传导的一类药物。它能在意识清醒的状态下使局部痛觉暂时消失，作用消除后，神经功能可完全恢复。在疼痛治疗中，局部麻醉药主要用于神经阻滞疗法。

（一）利多卡因

利多卡因（lidocaine），为酰胺类中效局部麻药，具有麻醉强度大、起效快、作用强而持久、弥散能力强的特点。局麻时效与给药浓度有关,一般维持1.5 小时。主要用于浸润麻醉、硬膜外麻醉、表面麻醉和神经传导阻滞,治疗各种急、慢性疼痛。

（二）布比卡因

布比卡因（bupivacaine）为酰胺类长效局部麻醉药。其特点是麻醉起效慢,但效能强,维持时间长。镇痛作用时间比利多卡因长 2~3 倍,比地卡因长 25%。神经阻滞时,5~10 分钟起效,15~20 分钟达高峰,作用持续时间可达5~6 小时。常用于各种慢性疼痛的治疗,目前常通过硬膜外或联合腰麻硬膜外病人自控镇痛装置用于手术后镇痛、分娩镇痛及癌性止痛。

（三）普鲁卡因

普鲁卡因（procaine）为脂类麻醉药。对皮肤、黏膜的穿透力弱,不适用于表面麻醉,需注射给药产生局麻作用。注射后吸收迅速,分布很快,作用维持30~60 分钟,溶液中加入少量肾上腺素能使局麻作用延迟至 1~2 小时。主要用于浸润麻醉、阻滞麻醉、腰椎麻醉等。

（四）丁卡因

丁卡因（tetracaine）为长效脂类麻醉药,化学结构与普鲁卡因相似。丁卡因的脂透性比普鲁卡因高,渗透力比普鲁卡因强,局麻作用为普鲁卡因的 10 倍,吸收后的毒性也高 10 倍。能穿透黏膜,1~3 分钟起效,持续 20~40 分钟。用于硬膜外阻滞、蛛网膜下腔阻滞、神经传导阻滞、黏膜表面麻醉等。

（五）局部麻醉药的常见不良反应

1. 毒性反应　主要包括神经毒性和心血管系统毒性反应,短时间内超剂量误用或过量局麻药直接注入血液循环,致血药浓度骤然超限是其原因。

2. 过敏反应　少见,表现为荨麻疹、支气管痉挛、血压下降、心动过速和心律失常等。

六、可乐定

可乐定（clonidine）是一种选择性的 α_2 肾上腺受体激动药。其作为中枢性抗高血压药,亦具有一定的镇痛作用。其镇痛作用机制复杂,包括通过直接阻滞外周神经、抑制脊髓 P 物质释放、激活 α_2 肾上腺素受体、抑制脊髓背角水平伤害性信息的传导等产生镇痛作用。口服可乐定后 30 分钟起效,2~4 小时达到高峰,持续时间为 6~8 小时;经皮可乐定制剂一般于用药后 2~3 天起效。

1. 临床应用　主要用于术后镇痛和癌性疼痛的治疗,也可用于预防偏头痛,还能增强阿片类药物的镇痛作用、延长镇痛时间及减少阿片类药物的用量,从而减少和避免阿片类镇痛药不良反应的发生。其镇痛效应具有剂量依赖性。

2. 不良反应　主要引起低血压、心动过缓、镇静和口干等,偶见嗜睡、抑郁、眩晕等。

3. 禁忌证　血容量不足、心动过缓、心脏传导系统异常的病人忌用。晚期癌痛伴恶病质者慎用。

七、维生素类药

维生素是维持机体正常代谢和生理功能所必需的物质。B 族维生素对于缓解神经系统损伤引起的神经痛有很好的疗效,可以用来辅助治疗腰背痛、头痛、坐骨神经痛以及三叉神经痛等,与其他镇痛药物合用可减少后者的不良反应,提高镇痛效果。

1. 维生素 B_1(vitamine B_1)　为水溶性维生素,是维持心脏、神经及消化系统正常功能所必需的。其镇痛作用机制是激活鸟苷酸环化酶,通过一氧化氮 – 环磷酸鸟苷通路产生镇痛效应。主要用于神经炎、神经痛及慢性疼痛病人的治疗,如面神经炎、三叉神经痛、慢性腰腿痛等。维生素 B_1 的毒性低,不良反应少,注射偶有过敏反应,无明显的用药禁忌证。

2. 维生素 B_{12}(vitamine B_{12})　是细胞合成核酸的重要辅酶,在促进神经再生方面有重要作用。维生素 B_{12} 主要适用于神经源性疼痛的治疗。

（范　黎　陈谊月）

第七章　急性疼痛的护理管理

第一节　急性疼痛的概述

一、概述

国际疼痛学会（International Association for the Study of Pain, IASP）将急性疼痛定义为近期产生并可能持续较短时间的疼痛。一般来说,急性疼痛有明确的开始时间,持续性疼痛的时间相对有限,通常短于1个月。常规的镇痛方法可以有效控制疼痛,且疼痛症状在基础病理学改变解除后可自行消退。但如果高强度的刺激长期持续存在,继而引发中枢神经系统的改变,超过抑制性机制所能承受的范围,则可发展为慢性疼痛。急性疼痛通常包括:

1. 术后疼痛　是机体受到手术刺激后的一种反应,是因手术切口的创伤、内脏器官的刺激或损伤,以及引流物的刺激等所导致的术后即刻发生的疼痛,通常不超过7天,其性质为伤害性疼痛,是临床最常见也是最需紧急处理的一种急性疼痛。

2. 急性创伤性疼痛　是由于外界各种致伤因子作用于机体发生组织器官形态与结构破坏或功能障碍,从而产生的一种不愉快的主观感觉和情感体验。疼痛发生前有明确的受伤史、皮肤破损、局部组织红肿等炎症表现,常见于外伤、急性腰扭伤、韧带拉伤、骨关节损伤和肌肉软组织撕裂损伤等。烧伤、烫伤后疼痛主要是由于沸水、火焰、强酸、强碱等引起的皮肤、黏膜,甚至深部组织损伤,疼痛剧烈而持久,是一种特殊类型的创伤性疼痛。

3. 分娩痛　是妇女分娩时因子宫收缩、宫颈扩张和盆底扩张等引起的疼痛。疼痛随宫缩开始而出现,直至新生儿娩出才终止,从不舒适逐渐转变为难以忍受的疼痛。几乎所有的孕妇女都会经历不同程度的分娩痛,因而常常令产妇产生恐惧心理。

4. 与疾病状态相关的疼痛　与疾病状态相关的疼痛是因各种疾病导致组织器官的炎症反应、缺血与缺氧、平滑肌或骨骼肌痉挛引起的疼痛,如急性胰腺炎、急性心肌梗死、急性脑出血、主动脉夹层、张力性气胸、胆绞痛及肾绞痛等,其疼痛的部位、性质、特点、程度及伴随症状等随疾病不同而各具特征。

5. 急性神经痛　主要是由于各种不同原因引起神经细胞胞体受刺激、缺血、浸润、横断或压迫而产生的疼痛,其程度剧烈,如刀割、撕裂样感,难以忍受,如椎间盘突出压迫神经根(干)而产生的疼痛。

二、发生机制

急性疼痛起始于外周伤害性感受器(疼痛感受器)的激活,体内外的各种伤害性刺激引起局部组织损伤可导致一系列致痛物质(包括氢离子、钾离子、前列腺素、5-羟色胺、嘌呤、组胺、缓激肽、去甲肾上腺素等)得以释放,并刺激疼痛感受器产生伤害性刺激信号,后者经神经冲动末梢传导至脊髓、丘脑、大脑皮质,最后在大脑皮质和边缘系统整合成疼痛的感觉。与此同时,机体会对疼痛的刺激产生神经-内分泌、自主神经等反应,临床上表现为不仅是一种意识上的急性疼痛感受,还会导致一些其他反应,如交感神经兴奋(血压升高、心率增快、胃肠运动受抑制)、代谢变化、呼吸变化、胰岛素抵抗、免疫抑制等。这些反应均参与了术后疼痛以及未治疗的创伤性疼痛后遗症的产生。

三、治疗模式

对于急性疼痛的治疗,目前已从过去的保守治疗转变为积极主动治疗,多采用多模式镇痛和超前镇痛。

1. 多模式镇痛　指采用机制不同的多种镇痛方法或者联合使用不同作用机制的多种镇痛药物,在最小副作用的情况下达到更好的镇痛效果。该模式特别适用于术后镇痛,也是术后镇痛技术的主要发展方向。

2. 超前镇痛　指在伤害性刺激发生前或伤害性刺激发生后的早期,预先采取一定的疼痛治疗措施,减轻或消除疼痛刺激向中枢神经系统传导,既可减轻和预防疼痛的发生,同时也减少了镇痛药的使用剂量。例如手术开始前,予以镇痛药物抑制手术创伤所致的炎性前列腺素的生成,可更好地减轻术后疼痛。

四、处理原则

1. 快速判断病人病情,首先抢救生命。

2. 加强病人及家属的健康教育　急性疼痛病人常明显表现出紧张、恐惧和焦虑,还担心各种药物不良反应。为取得病人的积极配合以达到满意的镇痛效果,对病人及家属进行有效的疼痛教育非常关键。告诉病人及家属,疼痛治疗的目的是缓解疼痛,如果不能完全缓解疼痛,也应将疼痛控制在相对舒适和可以忍受的水平,减轻病人的紧张、焦虑等负面情绪。

3. 先诊断疾病,后治疗疼痛,疼痛治疗宜尽早进行　急性疼痛往往是难以忍受的剧烈疼痛,病人及家属要求立即镇痛。为防止掩盖器质性病变影响正确治疗,必须先明确引起疼痛的疾病,再治疗疼痛。但剧烈疼痛可使病人产生一系列反应,如血压升高、心率加快,甚至诱发休克;且疼痛一旦形成,其治疗更加困难,因此有学者主张尽早进行疼痛治疗,即超前镇痛。

4. 注重个体化镇痛,予以多模式联合镇痛 根据病人的个体差异,遵循先简后繁、先无创后有创的原则,采取简单、安全、创伤小、有效的镇痛方法,做到身心兼顾、标本兼治;应用多模式联合镇痛措施,以最小不良反应达到最佳镇痛效果。

5. 正确评估疼痛,及时规范记录疼痛,并进行效果评价 尽快正确评估并规范记录病人的疼痛病史,疼痛部位、性质、伴随症状、持续时间、镇痛效果及药物不良反应,及时调整镇痛治疗方案,以达到理想的镇痛效果。

6. 急性疼痛服务(acute pain services,APS)管理疼痛(详见第一章第一节)。

第二节 创伤性疼痛的护理管理

一、概述

创伤性疼痛是由机械、物理、化学和生物等致伤因子作用于机体,导致机体组织、器官形态和结构破坏或机体功能障碍而引起的疼痛。机体组织受损时,受损细胞释放出内源性致痛物质包括 K^+、H^+、5- 羟色胺、缓激肽、前列腺素和 P 物质等,激活或敏感化伤害性感受器,引起 Aδ 和 C 类神经末梢产生动作电位,传入脊髓整合后进入中枢,沿脊髓丘脑束和感觉投射系统到达大脑皮质,产生痛觉。不同的创伤种类和创伤程度所产生的疼痛程度各不相同,病人的性格、心理因素和受伤环境的不同,疼痛程度及机体反应亦有不同。创伤性疼痛的评估与干预直接关系到病人的身心健康和生活质量,医护人员应正确地认识疼痛,掌握正确的疼痛评估方法才能采取相应的措施减轻或消除疼痛。

(一)创伤性疼痛的特点

1. 创伤种类与疼痛相关性 创伤种类繁多,如火器伤、利器伤、化学伤、辐射伤等,多为急性疼痛,但不同类的创伤形成不同的疼痛,损伤的范围、部位和程度不同,病人疼痛的性质和强度不同。

2. 严重的创伤性疼痛会导致病人产生一系列的生理病理变化 如病人肢体扭曲颤抖,面部表情痛苦;剧烈的血压波动、脉搏改变;呼吸加快、变浅,咳嗽无力,体温升高,出汗等诱发休克;创伤应激反应可引起消化道溃疡、出血等;还可减少肝、肾血流量,肝、肾缺血与缺氧,损伤其功能;还可引起代谢内分泌变化,如出现血钠降低、血钾增高等。

3. 容易产生负面情绪 创伤病人常伴有明确的外伤史,易产生张紧、惊恐、焦虑、压抑等负面情绪反应,使病人对疼痛的耐受性降低而加重疼痛感。其中,恐惧和焦虑是急性疼痛的最主要的精神伴随症状。

4. 多种因素影响病人疼痛　病人的意识和注意力、痛觉阈、情感因素、以往经验、个体差异等影响疼痛的因素同样影响创伤性疼痛。

（二）创伤性疼痛的治疗原则

1. 快速判断病情,首先救治生命。

2. 先诊断,后处理疼痛。快速、准确地评估伤情,作出明确诊断,防止漏诊、误诊,以免造成更大的损伤,甚至危及生命。尤其是复合伤病人必须明确诊断后,才能进行疼痛处理。

3. 尽快祛除引起疼痛的原因,治疗创伤。如手术治疗。

4. 尽快制订合理的镇痛方案。根据病情、创伤部位、疼痛程度、全身情况等制订合理的镇痛方案,并实施多模式镇痛、超前镇痛。

（三）创伤性疼痛的护理管理

1. 创伤性疼痛的院前护理管理

（1）现场抢救管理:创伤病人往往病情严重,危及生命。急救人员到达现场后对创伤的原因、伤处的特征和危及病人生命的因素作出快速评估与判断,先抢救生命,如清理呼吸道、止血、抗休克等;后疼痛管理,如骨折固定制动、使用镇痛药物等。但诊断不明的腹部创伤、闭合伤、多发伤病人不宜盲目使用镇痛药物,防止掩盖病情而延误救治。

（2）病人转运管理:待病人的生命安全得到有效保证后,进行转运的同时采用简单的镇痛措施。

2. 创伤性疼痛的院内护理管理

（1）评估:包括病人的一般情况、受伤情况、疼痛及镇痛效果的评估,病情严重或复杂时先抢救生命。

（2）病情观察:严密观察病人的生命体征、意识、瞳孔,注意疼痛特点变化,其变化往往是病情恶化或发生并发症的早期表现,如颅脑外伤病人头痛逐渐加重,很可能是颅内压增高的表现,及时发现病情变化,尽早处理,以防止病情恶化,危及生命。

（3）限制活动:除轻微创伤病人外,多数创伤后病人需卧床休息,防止进一步损伤加重疼痛。骨折、肌腱断裂、关节脱位及其周围软组织损伤的病人用夹板或石膏固定来限制患处活动。

（4）做好手术前后护理:据情况做好术前准备,及时手术治疗,恢复组织及器官的正常解剖结构,并做好手术后护理。

（5）药物镇痛护理:药物镇痛是减轻疼痛的最有效的方法之一,及时合理使用镇痛药物,辅助给予镇静措施,以缓解病人的紧张、焦虑情绪,有利于病人的治疗和休息,但使用镇痛药前先必须明确诊断,并注意观察用药后的反应,及时发现药物不良反应并处理。

（6）其他镇痛方法护理:做好冷敷、热敷、理疗镇痛及传统中医针刺镇痛常规护理。

（7）生活护理:给予高热量、高蛋白、高维生素、易消化的食物,促进组织修复,减轻疼痛。做好口腔及皮肤护理。

（8）心理护理:创伤病人常有紧张、焦虑和恐惧等情绪,这些负面情绪可引起痛阈降低,使疼痛更剧烈;相反,疼痛加剧可使病人产生负面情绪,形成恶性循环。护士帮助病人稳定情绪,克服恐惧心理,提供相关的健康知识指导,指导病人树立战胜疾病的信心,积极配合治疗,运用暗示、行为等心理方法帮助止痛。

（9）指导功能训练:视病人恢复情况,指导病人实施循序渐进的功能训练,如胸部创伤病人吹气球、有效咳嗽等呼吸训练,腹部外伤手术后尽早下床活动等。

二、颅脑外伤性疼痛

头颅外伤可引发头痛,但外伤的严重性与头痛程度及持续时间无明显关系,急性外伤后头痛常为中到重度疼痛,伴有恶心、呕吐等症状。

（一）头皮外伤性疼痛

头皮外伤性头痛是头部外伤后的常见症状。局部可出现肿胀或伴有伤口,为持续性疼痛;若是由血管舒缩功能障碍引起者,疼痛呈搏动性。

（二）头颅深部外伤性疼痛

头颅深部外伤后有 40%~70% 的病人主诉头痛,近 1/3 的病人头痛症状持续至少 2 个月,并伴随有神经衰弱、记忆力减退、注意力不集中、焦虑、失眠和易怒等症状。如外伤性蛛网膜下隙出血性头痛,即突然发病,剧烈头痛,有明显的脑膜刺激征及血性脑脊液;脑震荡性头痛,即因外伤刺激及脑组织水肿引起受伤部位的疼痛或全头痛,以胀痛或钝痛多见,振动头部或变换体位可加剧头痛;脑挫裂伤及颅内血肿性头痛表现为病人持续昏迷,醒后长时间持续剧烈头痛。

（三）颅脑外伤性疼痛的专科护理

1. 病情观察与护理 观察病人的意识、瞳孔、生命体征等变化,出现异常及时报告医生。观察有无恶心、呕吐等颅内压增高的症状,及时发现并发症,防止病情恶化。头颅深部疼痛加重或出现喷射性呕吐,可能颅内压增高,病情加重,做好呕吐护理,防窒息,做好气管插管或气管切开的准备。正确使用约束性措施,防止坠床,必要时专人护理。

2. 疼痛护理 头皮疼痛一般抬高床头 30° 以利于静脉回流;遵医嘱使用镇

痛药并观察疗效。头颅深部疼痛的病人伴有脑肿胀而引起颅内压升高,应遵医嘱使用脱水、利尿药物以达到缓解头痛的目的。遵医嘱术后 PCA 镇痛护理等。

三、颈部外伤性疼痛

因颈部受到外伤,如颈部肌肉突然扭转造成颈区肌肉的强烈收缩或牵拉、损伤等而发生的颈部疼痛。根据损伤部位不同,有颈肩区疼痛和颈项区疼痛。

(一)颈肩区外伤性疼痛

如锁骨骨折或肩关节脱位等外伤后,颈区皮下神经末梢受到刺激或血肿压迫颈部组织、器官引起的疼痛。病人往往有明确的外伤病史,颈区或肩部肢体活动受限。可表现为不同性质的疼痛,如肩部单侧 / 双侧隐痛或剧痛;颈部放射性痛,疼痛可放射至枕区、肩胛骨中央,极少数病人伴有吞咽困难。

(二)颈项区外伤性疼痛

如颈部皮肤损伤性疼痛;颈椎骨折刺激脊髓引起颈椎局部或头、颈、肩部放射性疼痛等。

(三)颈部外伤性疼痛的专科护理

1. 病情观察与护理　严密观察病人的生命体征,受伤部位的出血、渗血及肿胀情况,X 线检查是否存在颈椎脱位或骨折,特别注意观察呼吸情况,并加强气道护理,防止发生上呼吸道梗阻。观察疼痛变化,病人出现痛苦表情和深沉呻吟等剧烈疼痛,可能是颈区主要神经受损或合并其他部位受伤的疼痛。

2. 疼痛护理　急性期通过在颈区双侧放置沙袋固定、颅骨干牵引、佩戴颈托等措施限制颈部运动,缓解疼痛。如颈椎骨折病人应采取轴线翻身法,积极使用镇痛药物并观察药物反应。恢复期应鼓励适当活动颈区,促进局部血液循环,有利于消肿和缓解疼痛。2~3 个月内避免过度的体力活动和劳累。

四、胸部外伤性疼痛

(一)概述

胸部外伤性疼痛是胸部受到直接或间接暴力,造成胸壁软组织损伤,肋骨、胸骨骨折,胸腔内脏器(肺、心脏及大血管)损伤而引起的疼痛。受伤部位疼痛明显,常伴压痛,随咳嗽、打喷嚏、改变体位或深呼吸时疼痛加剧,并伴有约束感。伤后常引起呼吸系统及循环系统功能改变。胸部外伤往往伤情复杂严重,变化快,若不及时抢救,随时危及生命。根据损伤是否造成胸膜腔与外界沟通,胸部损伤分为开放性与闭合性损伤。

(二)胸部外伤性疼痛的专科护理

1. 病情观察与护理　胸部外伤病情重、变化快,容易导致呼吸及循环功能障碍而危及病人生命。应严密观察病人的生命体征、神志、瞳孔、胸部和腹部体征以及活动后的情况等,特别关注呼吸及循环功能,及时清除呼吸道内的血液或分泌物,保持呼吸道通畅,多处肋骨骨折者应及时妥善固定。

2. 胸腔闭式引流管护理　妥善固定引流管,保持通畅。引流瓶平面低于胸腔引流口平面至少 60cm,病人活动时不要将引流瓶提得太高,更不能跨床。更换引流瓶或病人外出做检查时,必须用双钳双向夹管。保证胸腔内负压,防止气胸,防止引流液倒流而发生逆行感染。观察引流液的颜色、量和水柱波动情况,48~72 小时后引流液量明显减少且颜色变淡,24 小时引流液量 <50ml、脓液量 <10ml,X 线胸片示肺膨胀良好、无漏气,病人无呼吸困难可考虑拔管。

3. 疼痛护理　呼吸循环稳定而疼痛剧烈的病人,遵医嘱给予镇痛药物或PCA 镇痛等;生命体征不平稳或诊断不明确者禁止使用镇痛药物,以防掩盖病情,延误治疗;因留置胸腔闭式引流管而引起的疼痛,嘱病人腹式呼吸,采取半卧位,缓解疼痛并有利于引流,在病人需要咳嗽、打喷嚏时,指导病人或家属用双手按住伤口帮助减轻疼痛。

五、腹部外伤性疼痛

(一)概述

腹部外伤性疼痛是由腹部受伤所致的疼痛,分为开放性和闭合性损伤。开放性损伤多因利器或火器损伤所致,伴有伤口;闭合性损伤多由直接暴力、高空跌下、车轮碾压或碰撞挤压之后所引起。无论开放性或闭合性损伤均可导致腹部软组织损伤和(或)腹腔内脏(肝、脾、胃、肠和胰腺)破裂、出血。病人有明显的外伤史,疼痛性质和程度与受伤程度、累及的组织器官有关。闭合性腹部外伤早期腹痛不明显,开放性腹部外伤有伤口疼痛,累及肝、胆、十二指肠损伤,疼痛可放射至右肩部,累及脾、胰、胃的损伤后疼痛可放射至左肩部。肾破裂或大血管损伤出血时,可出现持续而剧烈的腹部疼痛和腰背疼痛。器官破裂出血,腔内容物流入腹腔可产生腹膜炎刺激综合征(压痛、反跳痛、腹肌紧张等),严重外伤可出现休克。

(二)腹部外伤性疼痛的专科护理

1. 病情观察与护理　严密观察病人的意识、瞳孔、生命体征等变化及腹部疼痛情况,必要时行诊断性腹腔穿刺,若抽出不凝液体后应判断其性状(血液、胃肠液、胆汁或尿液等),以便于协助诊断。穿刺术后注意观察有无继发性出血或误刺肠腔引起肠液外漏等。遵医嘱补液、输血,补充血容量,防止休克,预防感染,留置胃管持续胃肠减压以减轻腹胀腹痛。确诊或高度怀疑有腹腔脏器损伤的病人,应立即完善术前准备,尽早手术治疗。

2. 引流管护理　剖腹探查术后应保持各引流管妥善固定、引流通畅,准确记录引流液的量、性质以及变化情况。若发现引流量突然减少,病人腹胀、腹痛明显并伴有发热时应及时检查管腔有无阻塞或引流管是否滑脱等,观察生命体征变化,及时发现内出血,立即报告医生并处理。

3. 疼痛护理　早期应绝对卧床休息,禁食、禁饮。腹部损伤在未明确诊断前禁用或慎用镇痛药物,以免掩盖病情,得不到正确治疗。在病人需要咳嗽、打喷嚏时,指导病人或家属用双手按住伤口帮助减轻疼痛。术后常规遵医嘱给予药物或 PCA 镇痛等。

六、四肢外伤性疼痛

(一)概述

外界直接或间接暴力作用于骨骼,造成肢体骨折、关节脱位及软组织损伤等引起的疼痛。病人有明显的外伤史,局部受伤处有肿胀和瘀斑,疼痛明显、定位准确,肢体畸形并伴有功能障碍,变换体位时疼痛加剧,制动患肢可缓解疼痛。

(二)四肢外伤性疼痛的专科护理

1. 病情观察与护理　观察生命体征变化及肢体感觉、运动和末梢血液循环情况。若患肢皮肤肿胀、发绀,皮肤温度低,远端动脉搏动减弱或消失,感觉、运动差,立即报告医生及时处理。

2. 疼痛护理　正确评估病人受伤情况及疼痛程度,遵医嘱采取多种镇痛措施,妥善固定患肢。若肢体畸形时,通过牵引等方法尽量恢复肢体的正常曲线,再行固定,以减轻疼痛,防止再次损伤。抬高患肢促进局部血液回流,减轻肿胀与疼痛,病人改变体位时指导分散注意力。及时评估镇痛效果。

3. 牵引及石膏护理　向病人说明使用器具治疗的目的和方法,得到病人的配合。注意观察肢端血液循环,包括肢端皮肤颜色、皮肤温度、病人疼痛主诉等,发现异常,检查石膏包扎是否过紧,压迫血管和神经;检查牵引是否有效,防止牵引过度导致血管、神经损伤。加强皮肤护理,防压疮;鼓励病人做功能锻炼,如肌肉等长收缩,防止肌肉萎缩、关节僵硬;指导病人进行深呼吸练习,防止发生坠积性肺炎;指导病人保持功能位,防止肢体变形或足下垂;指导病人每天饮水 2500~3000ml,防止下肢静脉血栓和泌尿系统感染。

4. 功能锻炼指导　受伤早期,指导病人进行健肢关节的屈伸锻炼和其他部位的锻炼。根据患肢受伤情况,逐渐进行肌肉等长收缩锻炼,需继续卧床的病人逐渐加大四肢关节的屈伸活动,过渡到下床活动并增加下床次数,继续各种抗阻力锻炼。

七、特殊创伤性疼痛

(一)挤压伤 / 挤压综合征

1. 概述　挤压伤是指四肢或躯干被钝性物体如砖头、石块、土方、门窗、机器或车辆等暴力挤压所致的创伤,挤压处局部肿胀,受伤部位疼痛明显,甚至导致患肢远端缺血与缺氧,而引起剧烈、持续的疼痛。挤压综合征是挤压伤的典型并发症,四肢或躯干等肌肉丰富的部位遭受重物(如石块、土方等)长时间的挤压,在挤压解除后由于毛细血管破裂,通透性增加,发生不同程度的出血和血浆渗出,导致身体出现一系列的病理生理改变。临床上主要表现为以肢体肿胀、肌红蛋白尿、高血钾为特点的急性肾衰竭,部分病人出现血压下降、休克、氮质血症。如不及时处理,后果常较为严重,甚至导致病人死亡。

2. 挤压伤/挤压综合征疼痛的专科护理

(1)严密观察病情:密切观察血压、脉搏、呼吸、体温等生命体征及意识状态,局部受压处有无红肿、水疱、红斑等,受压肢体远端颜色、温度等血供情况,加强尿量、尿常规及肾功能监测,发现异常及时报告医生。

(2)挤压伤肢护理:伤肢制动,以减少毒素的吸收,达到减轻疼痛的目的,尤其对尚能行动的伤员要说明活动的危险性;禁止抬高伤肢,避免加重患肢缺血,伤肢可用凉水降温或暴露在凉爽的空气中;禁止按摩与热敷,以免加重局部组织缺血与缺氧;伤肢有开放性伤口和活动性出血者应止血,但避免使用加压包扎和止血带止血。

(3)饮食护理:受压伤员需饮用碱性饮料(如每 8g 碳酸氢钠溶于 1000~2000ml 水中,再加适量糖及食盐),既可利尿,又可碱化尿液,避免肌红蛋白在肾小管中沉积。如不能进食者,可静脉输注 5% 碳酸氢钠溶液。

(4)疼痛护理:正确判断疼痛的性质、程度和部位。对于患肢急剧疼痛伴肢体远端发冷、发绀等缺血症状时应警惕骨筋膜室综合征或肢体坏死,必要时行切开减压术,缓解疼痛。剧烈疼痛会加重病人休克,一旦诊断明确,遵医嘱使用全身镇痛药物。

(5)急性肾衰竭护理:密切观察病人的体温、呼吸、脉搏、心率、心律、血压等变化,监测血钾、血镁、血钠、血氯、肌肝、尿素氮、二氧化碳结合率等生化指标,防止电解质紊乱和酸碱平衡失调。少尿期、多尿期均应卧床休息,恢复期逐渐增加适当活动。少尿期应限制水、盐、钾、磷和蛋白质入量,供给足够的热量,以减少组织蛋白的分解。病人透析治疗时丢失大量蛋白,不需限制蛋白质入量。精确地记录出入液量,每日定时测体重发现有无水肿加重。多尿期和恢复期应补充水、钠、钾和各种营养,促进康复。严格执行无菌操作,加强皮肤护理及口腔护理,定时翻身、拍背。病室每日紫外线消毒。

(二)多发伤/复合伤

多发伤指同一致伤因素所导致的多个解剖部位或器官同时发生创伤;复合伤是指 2 种或 2 种以上致伤因素同时或相继作用于同一个体所致的损伤。两者均有伤情严重、休克率高;伤情复杂、容易漏诊、处理矛盾;伤情变化快、死亡率高；抵抗力低、容易感染等临床特点。

在救治全过程中，早期以抢救生命为主；中期以防治感染和多器官功能衰竭为重；后期以矫正和治疗各种后遗症和畸形为目标。待休克纠正、生命体征平稳后实施疼痛评估与处理，疼痛措施按相应的疼痛护理常规实施。

第三节　烧伤疼痛的护理

烧伤疼痛是烧伤病人最常见和最痛苦的临床症状。因为烧伤创面感觉神经末梢的暴露和反复受到刺激以及病人本身的心理压力等，引发烧伤病人的疼痛。疼痛因个体差异、烧伤程度、面积、部位及演变过程不同而异。医疗护理过程中的任何一项操作都会诱发疼痛，疼痛还可直接影响创面的愈合速度，影响烧伤病人的预后与转归。全面系统掌握烧伤疼痛的知识，具备相应的临床技能，保证病人疼痛治疗的有效性，是提高护理质量的关键。

一、烧伤疼痛的概念

烧伤疼痛是指因烧伤造成皮肤、黏膜，甚至深部组织的结构与形态的完整性受到破坏，导致神经末梢受损、暴露或受刺激等，以及烧伤病程中的多种诊疗操作给病人带来的不愉快感觉和情绪体验。烧伤疼痛被认为是最为剧烈的疼痛。

二、烧伤疼痛的分类

按疼痛发生的原因、时间和强度主要分为以下几类：

（一）烧伤急性疼痛（acute pain after burn）

指伤后即刻至伤后 2~3 天内出现的急性剧烈疼痛。

（二）烧伤背景性疼痛

指在烧伤创面愈合过程中或在创面愈合后瘢痕增生、挛缩过程中，烧伤病人在静息状态下出现的不愉快情绪体验或主观感受，又可分为烧伤创面修复期背景性疼痛和瘢痕增生及挛缩期背景性疼痛两类。

1. 烧伤创面修复期背景性疼痛　指创面修复过程中因创面局部干燥、皮肤神经末梢暴露等物理因素而导致的创面疼痛；或因烧伤创面局部的炎症反应、受压和肿胀等引起的疼痛。

2. 瘢痕增生及挛缩期背景性疼痛　指烧伤创面愈合后，因瘢痕组织充血、增生、挛缩而引起创面局部或邻近部位疼痛；或因温度、湿度调节能力不全引发神经末梢受刺激；或因创面愈合后新生上皮疼痛过敏，或因肌纤维细胞生长增殖活跃、积聚胶原挛缩等而引发疼痛。除疼痛外，许多病人还伴有瘙痒、发热等不适。

（三）烧伤操作性疼痛

烧伤操作性疼痛指在烧伤治疗过程中的各种诊疗操作如动静脉置管、换药、功能锻炼等所引发的不愉快的情绪体验或主观感受。

（四）烧伤术后疼痛

包括供皮区和手术区较大范围的疼痛，与其他术后疼痛有相似之处，一般为中、重度疼痛；也有烧伤专科的特殊性，如疼痛涉及部位多、面积广，供皮区疼痛较明显，持续时间较长等。

（五）烧伤暴发性疼痛

指在各种烧伤疼痛治疗与管理过程中出现的疼痛性质突发性改变或疼痛强度突发性加重等。

（六）其他疼痛

烧伤病人均伴有瘙痒、忧郁、焦虑等不愉快感觉，亦归属于疼痛的范畴。

三、烧伤疼痛的治疗

烧伤治疗主要包括现场急救、创面处理、防治休克和感染。本章节重点介绍烧伤的疼痛治疗。

烧伤病人自身有镇痛需求或疼痛评分在 3 分以上，均应实施积极的疼痛治疗，并及时观察疼痛治疗效果，修订疼痛治疗方案，达到最佳镇痛效果。目前临床上烧伤疼痛治疗主要包括药物和非药物镇痛，非药物镇痛法的副作用小，越来越受到医护人员的青睐与重视。

（一）烧伤疼痛的非药物治疗

指通过非药物方法弥补临床上单纯使用药物镇痛存在的缺陷，减轻烧伤病人的疼痛感受，减少病人的生理、心理并发症，从而促进伤口愈合。非药物治疗主要包括冷疗及水疗、换药技术的现代敷料应用、音乐及模拟视频治疗、疼痛知识的宣讲及心理治疗、按摩及其他治疗 6 个方面，本节重点介绍冷疗及水疗法。

1. 冷疗法　用冷水对新鲜的烧伤创面直接冲洗，通过直接终止热力对皮肤组织的进一步损伤、减少 5- 羟色胺等致痛物质的产生、降低暴露神经末梢的痛觉灵敏度、减少创面血流和肿胀等达到有效控制疼痛的目的。以 30 分钟为宜，对中、小面积烧伤急性疼痛有较好的镇痛效果。

2. 水疗法　又称浸浴疗法，将病人身体部分或全部浸于温水或药液中一定时间，是烧伤创面治疗的重要措施之一。帮助清除创面脓液及坏死组织，利于引流痂下积脓；软化痂皮或焦痂，促进分离，便于剪痂；浸浴后更加容易去除敷料，减轻病人换药时的疼痛；浸浴时病人可在水中活动，促进血液循环，改善功能，促进烧伤后期残留的顽固小创面愈合。

（二）烧伤疼痛的药物治疗

1. 烧伤急性疼痛　尤其是大面积烧伤后的急性疼痛往往极为剧烈,且由于胃肠道缺血与缺氧、体表有创面、微循环差等特点,在实施药物镇痛时宜采用静脉或吸入给药。

（1）静脉镇痛:常用药物有盐酸曲马多、氟比洛芬酯、帕瑞昔布或舒芬太尼缓慢静脉注射,也可静脉或皮下注射吗啡,或直接缓慢静脉注射度非合剂。若上述方案止痛效果欠佳,可交叉使用作用机制不同的药物。

（2）吸入性镇痛:通过抑制中枢神经系统兴奋性神经递质的释放和神经冲动的传导及改变离子通道的通透性而发挥药理作用,使病人处于昏睡状态,避免疼痛刺激。使用一种带有活瓣面罩的小型急救镇痛气体供应装置,让病人吸入含体积分数 50% N$_2$O 和 50% O$_2$ 的混合气体,可通过自动调节气体流量达到最佳镇痛效果,气流量控制在每分钟 15ml 以内。

（3）病人应用自控镇痛泵（PCA）镇痛。

2. 烧伤背景性疼痛

（1）口服盐酸曲马多缓释片、塞来昔布、双氯芬酸等。

（2）中、重度疼痛时可静脉用药,如氟比洛芬酯注射液、帕瑞昔布、舒芬太尼等。

（3）使用丁丙诺啡透皮贴剂,也可吸入性镇痛。

3. 烧伤操作性疼痛

（1）床旁小型换药等短时操作:操作前 1 小时口服曲马多、吗啡、羟考酮或塞来昔布;双氯芬酸钠栓肛;根据药物作用时间选择提前注射曲马多、氟比洛芬酯、帕瑞昔布、地佐辛、咪达唑仑、氟哌利多等。

（2）大换药建议在麻醉下实施无痛换药。

4. 烧伤病人术后疼痛　参考本章第五节。

5. 其他与烧伤疼痛相关的不适症状的药物治疗　主要包括对瘙痒、焦虑等的治疗与管理。对烧伤后瘙痒的处理,除应用局部清洁、降温、压力治疗外,可适当使用中药制剂治疗,同时还可应用抗组胺制剂进行处理;对烧伤后焦虑的治疗,除心理疏导与治疗外,可适当应用药物如普瑞巴林、米氮平、奥氮平等治疗。

四、烧伤疼痛的护理管理

（一）烧伤疼痛评估

正确的疼痛评估是处理烧伤疼痛的第一步。

1. 评估与记录　常用数字等级评定量表和面部表情量表进行评估,将烧伤疼痛分为轻度疼痛（0~3 分）、中度疼痛（4~6 分）和重度疼痛（7~10 分）。

病人入院 2 小时内,护士进行首次疼痛评估。对于疼痛评分≤3 分者,每天对其进行≥1 次的评估(在护理巡视测量体温、脉搏、血压、呼吸等生命体征时进行),并记录在疼痛评估表中;对于疼痛评分为 4~6 分的病人,每天评估≥3 次,医生给予镇痛处理后每 6 小时对病人进行 1 次评估,直至疼痛评分≤3 分;对于疼痛评分≥7 分的病人,每 4 小时对病人进行 1 次评估,并遵医嘱给予镇痛措施后,按要求评估和记录。对持续进行镇痛治疗的病人,静脉或肌内注射后 30 分钟或口服药后 1 小时评估并记录结果,此后每 4 小时对病人评估 1 次,直至疼痛评分≤3 分。

2. 评估影响烧伤疼痛的特殊因素

(1)烧伤深度对烧伤疼痛的影响:Ⅰ度烧伤,只伤及表皮层,生发层存在,使部分真皮乳头层的痛觉神经末梢暴露,表现为痛觉过敏、局部有烧灼感;浅Ⅱ度烧伤,伤及生发层与真皮浅层,由于丰富的神经末梢受到刺激,皮肤感觉过敏,局部剧烈疼痛;深Ⅱ度烧伤伤及真皮层,由于神经末梢部分被毁,皮肤感觉迟钝,局部疼痛轻;Ⅲ度烧伤,伤及皮肤全层,甚至皮下脂肪、肌肉和骨骼,由于神经末梢几乎全部被损毁,皮肤感觉迟钝,常表现为无痛或仅有轻微疼痛。

(2)烧伤病程对烧伤疼痛的影响:体液渗出期,由于皮肤受热力破坏,神经末梢暴露或损毁,病人表现为疼痛剧烈或疼痛消失;急性感染期,由于创面暴露,水分丢失,创面结痂干燥,病人主诉持续性钝痛;创面恢复期,由于翻身、换药、灯烤、植皮或其他一些医源性操作,以及长期卧床、限制性体位等,病人在感受持续性钝痛外可突发剧痛;深Ⅱ度烧伤康复期,在创面愈合后的 1~3 个月,由于瘢痕增生挛缩,病人主诉刺痛奇痒,有灼热、收紧感。

(3)病人心理对烧伤疼痛的影响:烧伤是突发性、灾难性疾病,病人表现为紧张、恐惧、痛阈下降等。病情得到治疗后,病人恐惧、激动的情绪有所缓解,但繁多的换药、输液、翻身及其他一些医源性操作及病人的自我完整性受破坏,表现出痛不欲生。而进入康复期,面对伤残、毁容、对自身前途担忧,病人可表现出烦躁不安、疼痛难忍。

(4)医疗行为对烧伤疼痛的影响:烤灯照射治疗致体内水分丢失,会使创面过度干燥,增加病人的疼痛;创面需切痂植皮时,供皮区皮肤受损,增加伤口疼痛;长期的体位受限、输液、换药、功能锻炼等,病人疼痛难忍、苦不堪言。

(二)病情观察与护理

遵医嘱测量体温、脉搏、血压、呼吸及病人的神志、疼痛变化,准确记录出入水量,加强休克期与感染期护理。

(三)体位护理

让病人保持舒适功能位,抬高患肢以减轻组织肿胀疼痛,利于渗出液回流。移动患体动作要轻柔缓慢,避免突然的体位变化而引起病人疼痛。

(四)操作护理

合理安排操作时间和频率,避免频繁地对病人进行治疗,让病人多休息,减轻疼痛的不适刺激;选择易穿刺、好固定、便于活动、避免经过创面的部位注射;肢体植皮术后,禁止在植皮部位的近心端扎止血带及测量血压,使用支架,支撑被子,防止创面受压。各种治疗护理操作前,均应说明目的、意义和过程,取得家属和病人的配合,减轻操作性疼痛。

(五)创面护理

根据烧伤深度选择清创方法;合理选择包扎或暴露疗法,保护创面,防止再损伤疼痛;保持创面或敷料干燥,如渗出液多或有脓液时,应及时换药或湿敷,加强引流;创面浸浴以伤后2周左右开始为宜,既可清除创面脓汁、脓痂及坏死组织,减少细菌及毒素,还可使敷料容易去除,减轻换药时的疼痛;深度烧伤应及时切痂植皮。

(六)用药护理

遵医嘱给予镇痛药,观察镇痛效果。烧伤急性期血容量下降,组织及器官血流量减少,药物代谢降低,使用阿片类药物更容易引起呼吸抑制,应加强观察,及时处理。

(七)心理护理

烧伤早期,大多数病人急诊入院,表现为紧张、急躁、痛苦、叫喊抱怨或全身颤抖,医护人员应分秒必争实施抢救,给予精心治疗、护理,增加其安全感;治疗过程中医护人员要相信病人的疼痛主诉,耐心解释疼痛的原因、病程进展、治疗方法及各项操作的目的,让病人增强治疗的信心,增加对疼痛的忍受力。

(八)烧伤疼痛管理过程中并发症的预防与处理

烧伤疼痛治疗过程中,由于病情发展、镇痛药物本身或药物剂量等原因,常出现消化、呼吸、循环、神经、心血管、泌尿系统等的并发症,护士应严格观察镇痛药物的作用与不良反应,使药物镇痛达到最佳效果的同时,预防和处理各种并发症。重视烧伤疼痛处理的同时,应提倡建立规范的烧伤疼痛管理团队和烧伤疼痛的规范管理模式。

(九)健康教育

1. 饮食指导

(1)休克期:不喝白开水,应少量多次口服烧伤饮料;若无恶心、呕吐,可口服少量流质。

(2)感染期:进食高蛋白、高热量、高维生素、容易消化的食物。

2. 康复指导 指导和协助病人完成肢体及关节的主动或被动运动,鼓励其尽早下床活动,活动度由小到大,逐渐扩展至疼痛部位;创面适当加压,正确穿弹力紧身衣等。

五、烧伤特殊人群疼痛的管理

(一)小儿烧伤疼痛

1. 小儿烧伤的特点

(1)皮肤容易受伤害:小儿皮肤细嫩,表皮层和真皮层较薄,且附件少而浅(婴幼儿的汗腺发育差),热力较容易穿透皮肤;对成年人尚不足以引起烧伤的温度就可引起小儿烧伤;小儿烧伤不会表述疼痛,只是哭闹不止。

(2)医护操作困难:小儿对疼痛刺激的耐受性差,换药等各种操作时常产生剧烈疼痛。因经历过前期换药,体验过操作性疼痛,形成经验性疼痛,医护人员一旦接近,即可引起恐惧与害怕,常表现出反抗、挣扎,有强烈的肢体语言,甚至为 1 名小儿换药,需多人帮助按压,造成患儿大哭大闹、大汗淋漓、心动过速,严重者可导致休克。

(3)患儿恐惧陌生环境:住院患儿恐惧医院的陌生环境和工作人员的穿戴,躲避各种治疗护理操作,给患儿治疗带来困难,造成患儿身心受损。

2. 小儿烧伤疼痛的护理

(1)正确评估疼痛并记录:患儿往往不能准确地描述疼痛的部位、性质和程度,难以获得准确的病史和体格检查资料;患儿对烧伤及住院环境的恐惧,将疼痛和非疼痛的认识及描述混淆在一起,给疼痛评估带来困难。应运用本书第十二章所介绍的包括疼痛自我描述、疼痛行为观察和生理学指标检测对患儿疼痛进行正确评估并记录。

(2)加强镇痛药物护理:镇痛药、局麻药、吸入性麻醉药等常用于小儿镇痛。护士遵医嘱按时给止痛药,注意注射部位和滴速,监测患儿的生命体征及药物不良反应,如呼吸抑制、恶心、呕吐等;及时评估患儿的疼痛改善情况,了解止痛药的疗效,为医生调整用药提供依据。

(3)改善病室环境:病房适当布置卡通画、改变工作人员的服装颜色等,消除患儿住院期间对陌生环境的恐惧心理。

(4)争取家属参与疼痛管理:患儿发生疼痛时,家长常表现出紧张、焦虑,此种情绪会加重患儿的恐惧和疼痛。医护人员应指导家长学会控制情绪,主动与患儿沟通、做游戏,以改善患儿的情绪、减轻疼痛。

(5)做好心理护理:责任护士多深入病房,与患儿建立感情,必要时可充当家长的角色,使儿在接受换药及其他治疗措施前有一定的心理准备;各项操作前护士主动与患儿交流,态度要和蔼、语言要亲切,轻轻触摸患儿的肌肤并常与其相伴,使患儿得到心理安慰,减轻其恐惧及焦虑感;教给患儿减轻疼痛的心理行为疗法,如疼痛出现时,松开拳头,尽量放松全身肌肉,有规律地深呼吸或活动腿部;接受换药及其他治疗时,采用玩游戏、看电视、按压、抚摸等措施分散患儿的注意力;对待大龄患儿,护士可用一些鼓励性的语言,以减轻其对疼痛的恐惧。

(二)老年病人烧伤疼痛

1. 老年病人烧伤疼痛的特点

(1)老年病人的机体功能衰退,生长能力减弱,老年烧伤病人要较一般成人病人花更长的时间忍受来自于创面的痛苦。

(2)老年病人的各器官功能减退,可能并存心、肺、肾等器官疾病,易发生心血管、呼吸、肾及消化功能不全。

(3)部分老年病人患有如骨质疏松等慢性疼痛性疾病,经受烧伤创面疼痛的同时还要经受慢性疼痛。

(4)老年病人的再生能力差,若合并糖尿病,创面愈合慢,甚至不愈合;免疫功能低下,抵抗力降低,易并发感染。

2. 老年病人烧伤疼痛的护理

(1)疼痛评估与记录:老年病人的听力与视力下降,可能存在不能交流、文盲及认知功能受损等,护士需正确选择疼痛评估工具,同时全面评估疼痛性质、部位、开始及持续时间、加重或缓解因素、既往疼痛经历、用药和其他疼痛治疗史、心理、社会支持等。病人的自诉(self-report)仍然是评估疼痛存在及其强度的最为可靠的指标。

(2)用药护理:老年病人对镇痛药的治疗和毒性效应均更敏感,遵医嘱并遵循能缓解疼痛、侵入性最小、最安全的给药途径。多数老年病人消瘦,脂肪组织少,尽量避免肌内注射途径;及时评估药物的镇痛效果,对中、重度疼痛,持续性或复发性疼痛应按时定量给药,并兼顾突发性疼痛的治疗;老年疼痛治疗还应遵守个体化用药原则,联合用镇痛药或其他物理镇痛,达到减少单种药物的剂量,减少镇痛药物的不良反应。

(3)操作时的护理:实施各项操作时动作应轻柔、准确,避免粗暴,尽量减少疼痛刺激。进行清创、换药、导尿、灌肠、更换床单及翻身等护理操作必须移动病人时,护士应给予支托,协助病人保持舒适体位,减少疼痛刺激。

(4)创造舒适的病房环境:使老年病人获得心理满足和安全感,合适的温度和湿度、柔软整洁的被褥有利于老年病人的睡眠,减轻疼痛的困扰。

(5)心理护理:老年病人的疼痛感受和体验需要家人的理解、支持、鼓励和安慰;而病人的疼痛会给家属造成不良心理刺激,家人看到病人痛苦时所表现出的焦虑和不安同样会影响病人,两者互为因果,致使病人更加疼痛。积极做好病人的心理护理,同时加强家属的心理健康教育,协助建立良好的家庭支持系统,帮助病人保持愉快的心情,教给病人如暗示、放松等心理行为疗法,提高疼痛阈值。

第四节 与疾病状态相关的急性疼痛

一、泌尿系统结石

(一)概述

泌尿系统结石包括肾结石、输尿管结石、膀胱结石及尿道结石。疼痛是泌尿系统结石的常见症状之一,疼痛的性质、强度与结石的部位、大小及活动与否等因素有关。肾结石可引起肾实质部分积水而发生炎症,亦可引起肾盂、肾盏部分梗阻,炎症与梗阻均可使肾实质肿胀致包膜受到牵张而产生疼痛,可表现为钝痛和绞痛;输尿管结石因空腔器官梗阻引起平滑肌痉挛而产生绞痛;膀胱出口结石及尿道结石由于尿液排出通道受阻塞产生急性尿潴留继而引起疼痛,疼痛常放射至尿道远端(男性病人放射至阴茎头部),典型症状是伴有膀胱刺激征和尿流突然中断;尿路结石的疼痛还可表现为牵涉痛,常放射至会阴、股内侧等处。

(二)治疗

1. **病因治疗** 导致肾或输尿管绞痛的原因大多数是因为结石,明确诊断后,采取手术或非手术方式去除结石。

2. **肾绞痛的处理**

(1)解痉止痛药物治疗:一般需用强阿片类镇痛药物如哌替啶、吗啡等,与解痉药物阿托品、山莨菪碱(654-2)联合使用。

(2)指压止痛。

(3)腰交感神经阻滞或皮肤过敏区局部封闭止痛。

(4)中医药、针灸疗法止痛。

(三)泌尿系统结石疼痛的护理

1. **疼痛评估与记录** 及时准确评估疼痛并做好记录,为镇痛治疗提供依据。评估疼痛发生的部位、程度、性质、频率,持续时间、放射部位以及病人的表情、体位等。

2. **缓解疼痛护理** 协助病人取合适的体位以缓解疼痛。鼓励多饮水,使之自然冲洗尿路,排出结石。为病人创造良好的休息环境。进行护理操作时动作应轻柔,减少各种刺激引发的疼痛。给氧,增加病人对疼痛的耐受力。

3. **镇痛药物护理** 泌尿系统结石引起的疼痛急性发作时,最主要的治疗手段是利用药物解除平滑肌痉挛而缓解疼痛,护士遵医嘱及时用药。用药过程中,注意观察疼痛缓解情况,同时应观察药物不良反应,如使用阿托品和溴丙胺太林后有口干舌燥;吲哚美辛栓塞肛后可出现大汗淋漓等症状;哌替啶、吗啡等麻醉性镇痛药的镇痛疗效较好,但应注意耐受性和药物依赖性。

4. 术后疼痛管理　详见术后疼痛管理章节。

5. 心理护理　护士应主动了解病人的既往疼痛史,根据病情向病人介绍疼痛发作时体位的选择等方法,讲解疾病的主要治疗手段及手术前后的注意事项,缓解其对疼痛的恐惧心理,配合治疗,同时运用多种疼痛心理治疗方法帮助病人缓解疼痛。

6. 健康教育

(1)鼓励饮水:大量饮水是防治所有泌尿系统结石的简单而有效的方法之一,能缩短游离晶体颗粒在尿路中的平均滞留时间,促进较小结石的自行排出,阻止结石继续生长,减少并发尿路感染的机会;尿量增多可促进引流,便于控制感染。

(2)调整饮食结构:饮食宜清淡,以低蛋白、低脂肪为主。大多数结石为含钙结石,调整食物结构有利于减少结石形成的风险,限制草酸的摄入是减少草酸钙结石的有力措施。高草酸食物有菠菜、芹菜、土豆、巧克力、甜菜、茶叶等,其中以菠菜含草酸最高。

(3)疾病知识指导:介绍本病的主要诱因和形成结石的相关因素,预防和治疗泌尿系统感染,去除尿石形成的主要局部因素;治疗引起泌尿系统结石的某些原发病,如甲状旁腺功能亢进(甲状旁腺腺瘤、腺癌或增生性变化等),因该病会引起体内钙磷代谢紊乱而诱发磷酸钙结石。

(4)体育活动:健康状况良好者应鼓励参加体育活动。采用弯腰时叩击肾区、跑跳、倒立等方法利于结石自行排出。

二、心绞痛

(一)概述

心绞痛是由于冠状动脉粥样硬化及冠状动脉管腔变窄使冠状动脉供血不足,心肌急剧地暂时缺血与缺氧所引起的以发作性胸痛或胸部不适为主要表现的临床综合征。典型心绞痛可由于过度劳累、情绪激动如发怒、受寒、暴饮暴食等诱发,表现为左胸前区疼痛,为绞榨样、钳夹样、窒息感、挤压感等。不典型心绞痛仅是胸部憋闷感,隐隐作痛。部位可发生在胃部、前胸后背、左胸或右胸、左肩或右肩、左臂或右臂,甚至表现为颈部的不适、牙痛等。

(二)治疗

1. 休息与饮食　病人停止活动后症状即可缓解。宜低热量、低盐、低脂饮食,少食多餐,多食蔬菜、水果等富含纤维素的食物,同时控制体重。避免刺激性食物,防止便秘,避免诱发心绞痛发作。

2. 药物治疗

（1）常用硝酸甘油片、硝酸异山梨酯,舌下含服。该药物除可扩张冠状动脉,降低阻力,增加血流量外,还可通过扩张周围血管,减少静脉回心血量,降低心室容量、心腔内压、心排血量和血压,减低心脏前后负荷和心肌耗氧量,从而缓解心绞痛。

（2）硝酸酯制剂,如硝酸异山梨醇酯、硝酸戊四醇酯、长效硝酸甘油制剂。

（3）β受体阻断药,如普萘洛尔、美托洛尔等。

（4）钙通道阻滞药,如维拉帕米、硝苯地平等。

（5）冠状动脉扩张剂,如吗多明、胺碘酮等。

3. 手术治疗　采用心脏介入或心脏直视手术。

（三）心绞痛疼痛的护理

1. 病情观察与评估　评估并记录胸痛发作的部位、性质、持续时间及诱因;病人有无血压低、皮肤湿冷、尿量减少等灌注不足的症状和体征;若含服硝酸酯类药后疼痛超过 30 分钟不缓解,心电图 ST 段抬高、出现病理性 Q 波等,则为心肌梗死的表现。

2. 心绞痛发作时的疼痛护理　嘱病人立即停止所有活动,坐下或躺下保持安静,立刻舌下含服硝酸甘油 0.5mg 后平躺,以防低血压。1~2 分钟疼痛缓解,密切观察发作的诱因、时间和服药后的效果。如使用硝酸甘油后疼痛不能缓解或出现心率减慢、血压下降、呼吸急促,并伴恶心、呕吐、出冷汗、烦躁不安等应警惕急性心肌梗死,立即行心电监护、吸氧等措施,报告医生并记录病情变化。

3. 做好术前准备　经皮冠状动脉介入手术治疗,疏通狭窄甚至闭塞的冠状动脉管腔,从而改善心肌的血流灌注,缓解心绞痛。

4. 术后疼痛管理　详见术后疼痛管理章节。

5. 心理护理　向病人解释病情,给予心理上的支持,减轻病人的焦虑、恐惧感,减少发作次数。

6. 健康宣教

（1）指导病人学会控制情绪,保证睡眠充足:不观看情节紧张或激烈比赛的电视节目,防止情绪激动诱发心绞痛。

（2）指导病人正确的生活方式:合理饮食,避免暴饮暴食及进食高脂肪、高热量的食物;控制食盐摄入量,每日不超过 5g;增加饮食中的纤维素含量,保持大便通畅,必要时可使用缓泻剂或开塞露;戒烟限酒,不饮浓茶或咖啡,控制血糖。

（3）指导病人运动与休息:避免重体力劳动或剧烈活动,可以选择散步、骑车、太极拳等轻柔的活动项目,活动量应逐渐增加,以不引起不适症状为宜;

洗澡时间不宜过长,水温不宜过高或过低,不宜在饱餐或饥饿时洗澡,洗澡时不锁门,心绞痛发作时,应立即停止活动就地休息。

（4）告知病人及家属服用硝酸甘油的注意事项:硝酸甘油片放在暗色瓶子中随病人携带,一旦心绞痛发作,立即舌下含服硝酸甘油 0.5mg 后平躺。告知病人药物不良反应,如头痛、脸部潮红、低血压、眩晕等症状;每隔 5 分钟重复含服等量药片,连续 3 次仍不缓解心绞痛,或心绞痛发作频繁、程度加重,可能为心肌梗死的先兆,需立即呼叫"120"送医院治疗。

三、心肌梗死

（一）概述

心肌梗死多发生在冠状动脉粥样硬化狭窄的基础上,因过度劳累,激动、紧张、愤怒等激烈的情绪变化,暴饮暴食,便秘,吸烟,大量饮酒,寒冷刺激等诱因致使冠状动脉粥样斑块破裂,血中的血小板在破裂的斑块表面聚集,形成血块（血栓）,突然阻塞冠状动脉管腔,发生冠状动脉血供急剧减少或中断致相应的心肌发生持久而严重的心肌缺血与缺氧,引起部分心肌缺血性坏死。心肌耗氧量剧烈增加或冠状动脉痉挛也可诱发急性心肌梗死,表现为频繁发作的心绞痛,其次是胸闷。胸痛常发生于安静状态,发作后经安静休息不能缓解,含服硝酸甘油不能缓解;疼痛时间较心绞痛长,范围广,常包括整个心前区,可放射至下颌、颈、背等处;疼痛程度剧烈,难以忍受,需用麻醉性镇痛药才能缓解;伴有呼吸急促、出冷汗及烦躁不安等,严重时可发生心律失常、低血压、休克、心力衰竭;糖尿病病人发生无痛性急性心肌梗死时,可能表现为突发呼吸困难、意识丧失或不明原因的血压下降。

（二）治疗

1. 立即止痛、镇静,缩小梗死范围 如地西泮、哌替啶、硝酸异山梨醇酯、硝酸甘油等,疼痛剧烈时可使用麻醉性镇痛药芬太尼或舒芬太尼。

2. 维生素 C、辅酶 A、肌苷及极化液等 提高心肌细胞的膜稳定性,改善心肌代谢。

3. β受体阻断药 可降低心脏耗氧量,控制病人的心肌缺血,有效缓解症状。

4. 早期可进行再灌注治疗,积极进行溶栓、腔内冠状动脉成形术等,疏通冠状动脉管腔,彻底改善心肌供血。

5. 防治并发症 若出现心律失常、心源性休克等,进行相应治疗。

（三）心肌梗死疼痛的护理

1. 病情观察与评估 评估并记录胸痛发作的部位、性质、持续时间、诱因,严密观察心电图波的变化,注意有无室性期前收缩、室性心动过速、室颤及房室传导阻滞的发生;观察血压、神志、表情、面色、出汗、心率、尿量、口渴、末梢循环等情况,警惕心源性休克的发生。

2. 给氧　急性期病人应给予持续较高流量吸氧(4~6L/min),病情稳定或疼痛减轻后间歇低流量给氧(1~2L/min),吸氧可改善心肌缺血、缺氧,缩小梗死面积,提高病人的血氧含量,减轻疼痛。

3. 用药护理　治疗药物繁多,护士应掌握药物作用、用法和不良反应,严密观察药物不良反应。如使用吗啡镇痛,给药前测量脉搏、血压和呼吸,血压太低或呼吸少于 12 次 / 分不可给吗啡;静脉用硝酸甘油,最好使用微泵输入,严密监测血压;给予 β 受体阻断药,应小剂量开始,逐渐增加剂量,忌突然停药,以防心力衰竭加重,定期复查心电图,出现传导阻滞或心率 <60 次 / 分时停用,合并有慢性喘息性支气管炎、重度肺气肿、重度心力衰竭和传导阻滞者应慎用或禁用此药;使用硝酸酯类药物时应密切监测血压,以防止血压骤降,发生低血压性休克,影响重要脏器的血供;使用抗血小板、抗凝药物时应注意观察出血倾向;应用利尿药时应密切注意电解质(血钾)的变化。

4. 药物溶栓护理　溶栓过程中严密观察病人皮肤有无出血、紫斑,大小便颜色,呕吐物、意识和瞳孔有无异常,及时发现出血倾向;溶栓过程中及溶栓后 4 小时内容易发生再灌注性心律失常,发现异常及时报告医生处理。

5. 心理护理　讲解心肌梗死的易患因素、情绪因素与该病的关系,告知不良情绪将影响该病的预后,让病人以乐观的心理对待疾病,增强信心,积极配合各项治疗护理;保护病人隐私,减少环境对病人的恶性刺激,指导避免情绪紧张和情绪波动,防止复发。

6. 健康教育

(1)活动与休息指导:急性期病人绝对卧床休息;恢复期适当进行体力活动和锻炼。活动量大小因人而异,根据病人的年龄、体力、病情及心功能而定,应循序渐进。生活规律,按时起居,保证充足的睡眠和休息。

(2)饮食指导:低盐、低脂、低胆固醇、充足的纤维素、清淡饮食,勿吃过饱,做到既能保证营养,又可控制体重,进食定时定量,忌烟酒,保持大便通畅。

(3)自我情绪调节指导:不观看情节紧张的电视节目或激烈的比赛,防止情绪激动诱发心绞痛或再次梗死。

(4)疾病知识指导:积极治疗高血压、糖尿病、高脂血症等原发性疾病。

(5)按时服药,定期复查:嘱随身携带硝酸甘油片,测量血压及心率,定期复诊,不适随诊。

四、急性主动脉夹层

(一)概述

主动脉夹层是指主动脉壁中层退行性病变,因各层组织的黏合力减退,主动脉壁受血流冲击或血管滋养管破裂导致内膜断裂,使主动脉壁中层剥离,形成外层薄、内层厚的壁间血肿。90%的主动脉夹层急性发病病人会出现突发的心前区、胸背部、腰背部或腹部剧烈疼痛,并表现为像刀割或撕裂样痛,伴有濒死感,可从胸骨后或胸背部沿主动脉走向远端放射到颈、臂部,与急性心肌梗死相似;给予吗啡类药物后不能缓解,同时伴有皮肤苍白、出汗、周围性发绀等休克症状,但血压高于正常。

（二）治疗

1. 保守治疗　吗啡联合镇静剂控制疼痛,补充血容量,β受体阻断药降低动脉压和减慢心率,普萘洛尔或硝普钠等控制血压。

2. 介入手术　主动脉支架植入术。

3. 外科手术　人工主动脉置换术。

（三）急性主动脉夹层疼痛的护理

1. 将病人安置于ICU,绝对卧床休息,避免过多活动与剧烈咳嗽,限制探视,保持环境安静整洁,减少刺激,以防主动脉夹层破裂。

2. 病情观察与评估　严密观察并记录疼痛部位、强度、性质、持续时间及其变化,严密观察生命体征变化,有无头晕、恶心、呕吐、声嘶、脉搏改变等压迫症状。

3. 遵医嘱给予镇痛药物,如哌替啶、吗啡,密切观察给药后疼痛的变化,出现异常及时报告处理。降压的过程中需要密切观察神志、血压、心律、尿量等情况。

4. 做好主动脉夹层围手术期护理。

5. 心理护理　主动脉夹层突然发病,疼痛剧烈,病人有濒死感,感到异常紧张和恐惧,使疼痛加剧、血压升高、心率加快,导致恶性循环,促使夹层血肿的扩展甚至破裂。护士需加强与病人的沟通,给予相应的解释疏导、安慰鼓励,减轻病人的焦虑、恐惧。病情相对稳定后向病人讲解疾病的发生原因、治疗用药的目的、相关检查的意义及注意事项,取得其理解和配合,提高治疗的依从性。

6. 健康教育

（1）饮食指导:少吃多餐,避免暴饮暴食,选用低盐低脂、优质蛋白、高维生素、易消化、无刺激性的食物,禁辛辣、浓茶、烟酒等,保持大便通畅。

（2）情绪指导:病人学会自我调整心理,控制不良情绪,避免情绪激动。病人家属应给病人创造一个良好的身心修养环境。

（3）活动与休息指导:急性期绝对卧床休息,平时避免剧烈运动和突发运动。

（4）疾病知识指导:告知病人遵医嘱坚持服药,不擅自调整药量;教会病人自测心率、脉搏,定时测量,定期复诊,若出现胸、腹、腰痛症状及时就诊。内科治疗达到最佳状态时,可择期手术治疗。

五、急性出血性坏死性胰腺炎

(一)概述

急性出血性坏死性胰腺炎是由于多种病因(如酗酒、饱餐、胆道疾患、外伤等)造成胰酶在胰腺内激活引起胰腺自身消化、水肿、出血和坏死,是外科急腹症中最严重的疾病之一,起病急、发展快、病情凶险、死亡率高。表现为上腹部正中或偏左呈刀割样疼痛,疼痛放射到肩部、腰区、肋部等,常有恶心、呕吐、脱水等症状,严重时常伴休克、败血症、肾衰竭、弥散性血管内凝血(DIC)等,危及生命。

(二)治疗

1. 维持水和电解质平衡,保持血容量。

2. 解痉止痛　定时将哌替啶与阿托品配合使用,既止痛又解除 Oddi 括约肌痉挛;禁用吗啡,以免引起 Oddi 括约肌痉挛。

3. 抑制胰腺分泌　①H_2 受体阻断药;②抑肽酶;③氟尿嘧啶;④禁食和胃肠减压。

4. 营养支持　包括肠外营养和肠内营养。

5. 预防和治疗感染　使用能够通过血胰屏障、能在胰腺坏死组织内达到有效的药物浓度,并能有效杀灭或抑制引起胰腺感染的病原菌的抗生素。

6. 手术治疗。

(三)疼痛的护理

1. 病情观察与评估　严密观察并记录疼痛部位、强度、性质、持续时间及伴随症状;加强对尿量、尿比重等的监测,及时发现肾衰竭;观察有无皮下出血、呕血、便血等现象,监测凝血功能的变化等。

2. 疼痛护理　禁食禁饮,避免食物刺激胃、十二指肠和胰腺外分泌,留置胃管持续抽吸胃液,减少胃酸入小肠刺激胰腺分泌,减轻疼痛。诊断明确后遵医嘱立即使用镇痛药,如哌替啶,与阿托品同时使用,效果更佳;术后疼痛可用 PCA 镇痛。

3. 遵医嘱补液　起病 12~24 小时内,静脉补充等渗晶体溶液,首选乳酸林格液,将补液速度维持在 250~500ml/h,对于低血压、心动过速者可静脉加压输注;对于高龄、伴有心脏或肾脏疾病的病人,应避免补液相关并发症,如容量超负荷、肺水肿和腹腔间隔室综合征等。记录 24 小时出入量,留置导尿,观察每小时尿量(尿量应维持在 30ml/h 以上),根据监测结果调节输液速度及液体成分,并协同医生调整治疗方案。

4. 药物护理　包括抗凝治疗、抗炎症介质治疗、预防性抗生素治疗和抑制胰腺腺泡分泌的药物治疗等。护士注意药物的剂量、给药方式、作用、不良反应及药物之间的交叉作用。

5. 做好手术准备及术后护理。

6. 心理护理　病人易出现情绪不稳定、冲动等心理状况,护士应及时发现心理问题,在注重病人个性和人格的基础上,耐心倾听病人诉说,帮助其树立自信心,以良好的心态配合治疗和护理。

7. 健康教育

（1）疾病知识指导:介绍本病的主要诱因和疾病的过程,积极治疗胆道疾病,防治胆道蛔虫。

（2）饮食指导:告诉病人饮食与防病、治病关系密切,不合理的饮食可导致短期内病情反复。急性期禁食禁饮,缓解期遵医嘱从流质、半流质逐渐过渡到普食。平时养成良好的进食习惯,避免暴饮暴食和酗酒。

（3）活动与休息:急性期休息,视病情恢复情况循序渐进地从事轻微日常工作。

（4）定期复查:发现腹痛、腹胀、腹部肿块等不适症状应及时就诊。

第五节　术后疼痛的护理管理

一、术后疼痛的定义

术后疼痛（postoperative pain）,是手术后发生的急性疼痛,是机体疾病本身及手术造成的组织损伤后产生的一系列复杂的生理、心理反应。疼痛主要集中在术后 24~48 小时,有的可持续 7 天。术后疼痛如果在初始状态下没有被及时控制,不仅影响病人康复、延长住院时间、增加医疗费用,还可能发展为慢性疼痛,其性质也可能转变为混合性疼痛或神经病理性疼痛。有研究证明,有效的术后镇痛是降低生理、心理后遗症的有效方法。因此,术后疼痛引起越来越多人的高度重视,目前如何运用有效的术后镇痛来提高病人术后的安全性、促进病人术后康复已成为医学的一个重要组成部分。

二、术后疼痛的发生机制

术后疼痛在病因学和机制上不同于炎症性疼痛、病理性疼痛,发生机制大致如下:

（一）中枢性敏化

手术造成组织、神经损伤和炎症反应形成伤害性刺激,引起脊髓后角细胞释放兴奋性氨基酸（EAA），激活 N– 甲基 –D– 门冬氨酸（NM–DA）受体，使神经元的兴奋性增强，从而导致中枢神经系统结构和功能的改变，产生疼痛。

（二）外周性敏化

1. 神经损伤　手术操作过程中可能切断或损伤神经末梢甚至神经根，致损伤神经远端发生非特异性变性，使痛觉神经感受器过敏从而产生异常兴奋。

2. 组织损伤　手术后局部组织的损伤和炎症导致缓激肽、5– 羟色胺、前列腺素、钾离子、氢离子和 P 物质等疼痛性介质大量产生和聚集，在末梢痛觉过敏时，这些化学介质作用于外周伤害性感受器引起术后疼痛。同时多种类型的内脏伤害性感受器在受到平滑肌缺血、痉挛、内脏炎症和牵拉等刺激时产生反应，从而引起不同程度的疼痛。

3. 神经末梢过敏反应　由于损伤部位感觉混乱或疼痛阈值降低，对超阈值的反应性增强（痛觉过敏），使得弱小刺激也会激活致敏 C 纤维和 Aδ 纤维而引起痛觉，并可激活损伤部位以外的伤害性感受器，加重疼痛。

三、术后疼痛的原因及影响因素

（一）术后疼痛的原因

术后疼痛是一种伤害感受性，并存在中枢致敏的作用。手术后随着麻醉药作用的逐渐消失，疼痛逐渐出现。引起术后疼痛的常见致痛因素有以下两种：

1. 化学因素　包括降低痛阈的化学物质和内源性致痛化学物质。

2. 物理及机械力学因素　包括牵拉、梗阻、肿胀、感染、炎症、撕裂、挛缩、张力、压力等。

术后疼痛通常是以某种因素为主，伴有其他多种因素共同所致。

（二）术后疼痛的影响因素

术后疼痛的性质、强度和持续时间由多种因素决定，并表现出不同程度的疼痛。

1. 痛阈及耐痛阈　痛阈是引起疼痛的最低刺激强度。耐痛阈是机体能够耐受疼痛的最高刺激强度。不同的个体在不同情况下的痛阈和耐痛阈差异性很大，如炎症的刺激、邻近组织的损伤、劳累等可使痛阈降低，而神经系统损伤、中枢性镇痛药或处于休克等情况下可使痛阈提高。

2. 性别和年龄　女性对疼痛的耐受力较男性强；成人比婴儿对疼痛更敏感；老年人随着年龄的增长对疼痛的敏感性逐年下降。

3. 性格特征　外向型病人比内向型病人能更多地表达疼痛；长时间服用抗抑郁药的病人，术后疼痛评分增高。

4. 注意力　病人白天转移和分散了注意力，疼痛的表现程度往往比夜里轻，转移或分散注意力对减轻疼痛具有一定的效果。

5. 手术因素　术后疼痛程度与手术部位、手术持续时间、损伤范围、切口大小、麻醉方式、麻醉时间、监护质量、手术前消除疼痛刺激的程度等相关。上腹部手术的切口一般比较大、部位较深，手术操作涉及范围广，深呼吸和咳嗽动作时可牵涉腹肌活动，故手术后疼痛剧烈；胸腔手术切口长、创伤大、肋骨受损，呼吸时牵拉呼吸肌，呼吸时更易引起疼痛。由此可见，胸部和上腹部手术术后疼痛比下腹部手术后疼痛更为剧烈，肛门直肠手术其次，而头、颈及在局部麻醉或神经干阻滞下的体表、四肢小手术后疼痛往往相对稍轻。有研究将不同类型的手术疼痛进行比较，结果见表7-1。

表 7-1　不同类型的手术后疼痛的分级

轻度疼痛	中度疼痛	重度疼痛
腹腔镜手术	髋、膝关节置换	主动脉手术
下腹部：腹股沟疝、阑尾炎	子宫切除	胸部手术
下肢：静脉曲张	下颌手术	上腹部手术

另外，手术史、生活经历和术后的环境等，对患者疼痛的程度均有影响。

四、术后疼痛的分类和评估

（一）术后疼痛的分类

术后疼痛可以按程度、病程、部位和深浅分类，具体如下：

1. 按疼痛的程度分类　受个体体质、耐受性、心理特点、注意力和精神状态等多种因素影响，可分为以下 3 类：

（1）轻微疼痛：程度很轻。

（2）中等度疼痛：较剧烈，如刀割样疼痛或烧灼样疼痛。

（3）剧烈疼痛：难以忍受，如各种绞痛。

2. 按疼痛的病程长短分类

（1）急性疼痛（acute pain）：手术切口体表愈合之前的疼痛均属此类。主要表现是术后即刻的急性短期疼痛，此类疼痛使用阿片类药物不会导致成瘾。

（2）慢性疼痛：在手术后一段时间出现，如术后神经痛、幻肢痛、乳腺癌根治术、面部手术、腹股沟疝修补术后痛等。

3. 按疼痛在机体的解剖部位分类　又可分为头痛、颈肩痛、颌面痛、上肢痛、下肢痛、腹痛、胸痛、腰背痛、盆腔痛、会阴痛等。

4. 按疼痛的深浅部位分类

（1）深部躯体痛：一般表现为钝痛，但不局限，病人不能准确地描述疼痛部位，如关节、肌腱、骨膜、韧带等部位的疼痛。

（2）浅表躯体痛：表现为体表皮肤或黏膜等疼痛。手术切口所致的伤口疼痛主要是从皮肤的感觉而来的，多为局限性的锐痛，定位明确，此种疼痛可因皮肤缝合、皮下血肿、创面炎症而加剧。

（3）内脏痛：表现为弥散性疼痛，比深部躯体疼痛定位更模糊，往往出现牵涉痛。

（二）术后疼痛的评估

对术后病人进行疼痛评估是缓解术后疼痛的关键，应当贯穿于整个过程并规律重复进行。疼痛评估应当在静息和活动两个状态（如咳嗽、运动）下进行。因为有效镇痛的主要目的不仅是能达到静息时无痛，还应当在促进活动和功能恢复方面起到积极的作用。疼痛评估应当规律进行（如在大手术后的48~72小时内，每4~6小时评估1次，并根据病人的疼痛程度进行评估，必要时增加评估次数，直至病人疼痛减轻），并做好护理记录。疼痛加剧的原因可能是术后并发症的表现，也有可能是由于镇痛不足。若为前者，应注意观察病人生命体征的变化；若为后者，应加强镇痛措施。因此，术后疼痛评估对了解病人的疼痛程度及镇痛效果具有重要意义。临床常用行为测定法、主观测定法和生理指标测定法对疼痛的自然属性进行综合评估。

1. 行为测定法　术后疼痛对人体的生理和心理均造成一定的影响，病人常表现为行为和举止异常，如躯体姿势、面部表情和肌紧张度等的改变。主要表现有以下几个方面：

（1）反射性痛行为：如烦躁不安、呻吟、叹气和惊恐等。

（2）功能限制/障碍：如静止不动、过多躺卧等。

（3）自发反应：为了减轻疼痛而进行的主动行为，如将身体固定于某种特殊姿势、抚摸疼痛部位、不准其他人触摸身体的某些部位等。

（4）睡眠习惯的改变：表现为易醒和失眠等。

对于语言沟通和意识障碍的病人，护士主要是通过观察病人的行为表现来评估疼痛。评估工具有重症监护疼痛观察工具（critical-care pain observation tool，CPOT）、疼痛行为量表（behavioral pain scale，BPS）等。

2. 主观测定法　因为疼痛是一种主观感觉，所以病人对自己经历的疼痛进行自我描述是评估疼痛的"金标准"，但由于病人对疼痛的表达受认知、语言表达能力不同等影响，所以此种评估方法具有一定的局限性。一般可选用数字疼痛量表（numeric rating scale，NRS）、视觉模拟评分量表（visual analogue scale，VAS）、0~5级描述性疼痛量表（verbal rating scale，VRS）、长海痛尺、脸谱法等评分法。

3. 生理指标测定法　疼痛评估还可采用生理指标测定法，此评估方法多用于间接评估法。疼痛引起的血压、心率、呼吸及局部皮肤温度等自主神经的变化,间接反映了疼痛程度,手术应激反应也会出现相类似的变化。护士应定时观察病人生命体征的变化,并做好记录。

(三)术后疼痛控制效果的评估

1. 评估运动和静息时的疼痛强度　不但要达到静息无痛,还要在最大限度上减少运动时的疼痛,才有利于躯体功能的恢复。

2. 评估每次镇痛药物使用后的效果　一般情况下,静脉使用镇痛药物后30分钟、口服镇痛药后1小时应进行疼痛效果评价。对于使用PCA的病人还应了解按压次数、有效按压次数、是否寻求其他镇痛药物措施等,并且做好持续观察评估及记录,严密观察药物不良反应。

3. 评估突发的剧烈疼痛　特别是伴有生命体征改变时,应立即进行评估和治疗,对有可能发生的感染、切口裂开、深静脉血栓等情况及时作出新的判断并告知医生。

五、术后疼痛对机体的影响及意义

(一)术后疼痛对机体的影响

术后疼痛是机体受到手术刺激后发生的一系列反应,包括生理、心理和行为等多个方面的影响。重度疼痛既可导致身体各脏器功能的改变,亦可导致心理、内分泌、免疫和代谢等的改变。

1. 短期不良影响

(1)对心血管系统的影响:术后疼痛可刺激机体释放一系列内源性递质和活性物质,如儿茶酚胺、醛固酮、皮质醇、抗利尿激素、肾素－血管紧张素系统激素等。这些物质可导致体内水钠潴留或直接作用于心肌和血管平滑肌,导致心率加快、心脏前后负荷加重,严重者可产生心律失常、心绞痛、心力衰竭等并发症。

(2)对内分泌功能的影响:急性术后疼痛可引起神经－内分泌反应增强,一方面使儿茶酚胺、血管紧张素、皮质醇、抗利尿激素、促肾上腺皮质激素(ACTH)、生长激素(GH)和高血糖素等分泌增加,引发术后高凝状态、免疫抑制和水钠潴留;另一方面使胰岛素、睾酮等合成代谢激素分泌减少,导致高血糖、脂质和蛋白质分解代谢增强,使得术后病人发生负氮平衡。

(3)对呼吸系统的影响:手术损伤后触发有害的脊髓反射弧,使呼吸肌功能降低。另外,水钠潴留引起肺间质体液增多,从而导致病人的通气/血流比例失调。病人的通气量减少、不能深呼吸、无法充分咳嗽、无法有效清除呼吸道分泌物,延缓术后病人呼吸功能的恢复,甚至导致某些病人由于低通气状态而发生肺炎和肺实变等呼吸系统的并发症。

(4)对凝血机制的影响:术后疼痛等应激反应使血小板黏附功能增强,血浆黏性增加,纤溶功能降低,导致凝血功能增强,使得机体处于高凝状态,可能引起深静脉血栓形成、心肌缺血、脑血管意外和血管移植手术失败等并发症。

（5）对泌尿系统的影响:术后疼痛引起的交感神经系统兴奋可能反射性地引起膀胱平滑肌张力下降,导致术后病人尿潴留,增加了与导尿有关的泌尿系统感染等相应并发症的发生率。

（6）对胃肠道系统的影响:术后疼痛引起交感神经系统兴奋亦可反射性地抑制胃肠蠕动,括约肌张力增高,平滑肌张力降低,胃肠功能恢复延迟,临床上病人可表现为术后恶心、呕吐、腹胀、胃肠绞痛、麻痹性肠梗阻等不良反应。

（7）对免疫系统的影响:术后疼痛可导致机体白细胞增多、淋巴细胞减少和单核吞噬细胞抑制,使术后病人的抵抗力减弱,增加了术后感染和其他并发症的发生率。

（8）其他影响:因为害怕术后疼痛,病人不愿早期下床活动也影响了术后恢复。同时,疼痛刺激可导致术后病人出现焦虑、抑郁、恐惧、失眠等,这种不利的心理因素延长了病人术后康复的时间。

2. 长期不良影响

（1）术后长期的疼痛（术后持续 1 年以上）可能是引起机体行为改变的危险因素。

（2）术后镇痛效果不佳容易导致术后疼痛发展成为慢性疼痛。

（二）术后镇痛的临床意义

术后镇痛不仅可以减轻病人术后的痛苦,而且可以降低并发症的发生率和死亡率,从而缩短住院时间、提高满意度。术后镇痛亦能使病人早期进行术后的康复锻炼,有利于短期和长期的康复,提高病人的生活质量,降低慢性疼痛的发生率,促进病人的长期康复。

六、术后疼痛的治疗

（一）术后疼痛的管理目标

许多病人一方面认为术后疼痛是不可避免的,另一方面又担心镇痛药物的不良反应影响康复,因而对镇痛存在担心和顾虑,有些术后病人宁可忍受疼痛也不愿意去使用镇痛药物;另外,一些医护人员也缺乏完整的疼痛知识,从而导致病人的术后疼痛控制效果不理想,不能达到满意的镇痛状态。因此,设立术后疼痛的管理目标很有必要。

1. 迅速、持续地消除疼痛,最大限度地镇痛 包括术后即刻镇痛、持续有效地镇痛、及时控制突发性疼痛、防止转化为慢性疼痛。

2. 达到最佳的躯体和心理功能 尽最大可能做到睡眠无痛、安静无痛和运动无痛。

3. 达到最佳镇痛效果和最小的不良反应。

4. 达到最佳的生活质量和病人的满意度。

5. 充分保证病人安全。

随着术后镇痛技术的发展,术后镇痛不再是被动的治疗,已经转为积极主动的治疗。目前,术后镇痛多采用超前镇痛和多模式镇痛方法,以最大限度地达到术后疼痛的管理目标。

（二）术后镇痛的原则

1. 做好围手术期的心理指导　重视病人的精神状态,减少病人的焦虑,提高痛阈,使疼痛更易于治疗。

2. 提倡超前镇痛　根据手术部位和性质预测术后疼痛的程度,若估计术后可能出现剧烈疼痛,则在麻醉药物作用未完全消失前主动予以预防性给药,如手术结束时在预留硬膜外腔导管内注入麻醉性镇痛药或长效局麻药。

3. 选择个性化镇痛方案及多模式镇痛（multimodal analgesia）方法　最大限度地减少病人的疼痛,维持和改善重要脏器功能。

4. 合理镇痛　病人疼痛发生后或术后疼痛评分≥5分时,及时进行评估,全面了解病人情况,明确疼痛原因,合理实施镇痛措施,如可采用镇静剂和非麻醉性镇痛药联合应用,如效果不佳加用麻醉性镇痛药,广泛应用PCA镇痛泵。将术后疼痛评分控制在≤4分的水平。

5. 合理使用镇痛药物　选用药物依赖性较低、毒性低、对生理指标影响小的镇痛药物,并注意观察用药期间生命体征的变化。指导病人熟悉并掌握非药物镇痛的方法,减少镇痛药物的用量。

（三）术后疼痛的治疗方法

术后疼痛的治疗方法包括经过不同途径给予镇痛药物及物理、心理、行为治疗等技术。临床上,应当根据病人的手术部位、大小,疼痛类型、程度,环境因素及病人意愿等的不同情况,采用最佳的镇痛方法。

1. 药物治疗

（1）口服给药:口服是一种相对简易、方便的给药途径,但起效较慢且易受胃肠功能和首关效应的影响。一般在门诊手术或局部小手术病人中使用。

（2）肌内注射:肌内注射比口服给药起效快,方法比较简单,是临床一直沿用的经典方法。但注射本身引起的疼痛也会使病人对肌内注射给药产生恐惧。

（3）静脉注射:静脉注射药物避免了肌内注射的吸收问题,可迅速达到有效血药浓度,是有效镇痛的最快途径。但容易引起恶心、呕吐、呼吸抑制等不良反应,使用时需密切观察药物不良反应。

（4）病人自控镇痛（patient-controlled analgesia，PCA）：是利用电子输液装置和时间装置，病人根据自己的需要自行给药的一种镇痛模式。可少量多次地自行给药，更有效地控制术后疼痛。具体方法参照第十四章第二节。

（5）椎管内镇痛

1）蛛网膜下隙镇痛：蛛网膜下隙麻醉镇痛一般用于手术中镇痛，手术时能提供良好的无痛状态。此法镇痛时间较短，不良反应较多。

2）硬膜外腔镇痛：硬膜外腔镇痛即经硬膜外腔给予小剂量的麻醉性镇痛药和低浓度的局麻药。此镇痛方法作用确切，不良反应少，病人能早期活动，对胃肠功能影响小，具有一定的可控性。一般术前或麻醉前先给病人置入硬膜外导管，然后确定硬膜外导管的位置，即可开始连续给药。

（6）其他给药方法：经皮贴剂给药如芬太尼透皮贴剂，可维持稳定的血药浓度，但需一定的时间方可起效。此外，还有经口腔黏膜吸收给药、经鼻腔给药。近年来，临床上将不同途径给药的药物联合应用，已取得了较为满意的镇痛效果。

2. 物理疗法　是应用各种人工或天然物理因素治疗人体疾病的方法。常用的物理疗法有电疗法（高频电疗、低中频脉冲电疗法）、温热疗法、光疗法（激光疗法、红外线疗法、超声波疗法、超激光疗法等）、按摩疗法、运动疗法等。

3. 心理疗法和行为治疗　心理疗法在术后疼痛治疗中起着重要作用。医务人员运用安慰、鼓励、解释和保证等手段以帮助病人消除忧郁、恐惧和焦虑等不良心理因素，达到提高痛阈、增强机体抗击病痛能力的目的。行为治疗就是通过各种方法消除病人原来形成的条件反射，建立新的条件反射和健康行为，为病人创造一种疼痛已被控制的感觉。具体方法包括音乐镇痛法、松弛镇痛法、转移镇痛法等。

七、术后疼痛的护理

由于术后疼痛受病人个体的差异性、护士评估的偏差性、疼痛反应的差异性、治疗的被动性及病人知识的局限性等多种因素的影响，存在着一定的特殊性，因此对术后疼痛的护理提出了更高的要求。

（一）术后疼痛的护理措施

1. 加强术前的疼痛健康教育　通过向病人讲解术后可能发生的疼痛以及镇痛的必要性，使病人对术后疼痛有正确的认识，能够主动配合接受治疗，有效减轻或消除病人的疼痛。

2. 正确进行疼痛评估　认真倾听病人主诉，准确及时评估和记录疼痛程度及性质。护士应主动询问病人疼痛的情况，采用正确的疼痛评估方法进行综合评估,确保疼痛评估客观、准确。运用标准、规范的文书记录,便于其他医护人员通过记录更系统地了解病人的疼痛情况及其治疗效果。

3. 采用合理有效的镇痛措施　护士应根据疼痛评估结果,为病人选择有效的镇痛措施。病人的 NRS 评分 <4 分时可采取非药物镇痛方法,NRS 评分≥4 分时建议遵医嘱使用镇痛药物。

4. 应用超前镇痛,减少疼痛对机体的不利影响　超前镇痛法可提高疼痛阈值,使阿片类药物的需求量减少。建议术后镇痛应在麻醉药效尚未消失前进行。

5. 应用多模式镇痛　采取多模式镇痛,减轻病人的疼痛,以提高病人的术后镇痛效果,注意对药物不良反应的观察和镇痛效果的评价。

6. 正确的心理干预　手术后病人常常处于精神压力及不良心理状态中,护士应重视病人的负面情绪,积极进行心理疏导,缓解负面情绪带来的不良影响;指导病人学习并掌握如深呼吸、自我放松、分散注意力等自我缓解疼痛的方法。

7. 加强用药护理　观察使用镇痛药物后可能出现的并发症,如恶心、呕吐、皮肤瘙痒、便秘、尿潴留、过度镇静、直立性低血压、呼吸抑制和硬膜外感染等,详细记录,及时报告,采取相应的处理措施,减少并发症的发生。

8. 病人自控镇痛(PCA)的护理　参照第十四章第二节。

9. 做好基础护理　注意调节光线,保持适宜的温度和湿度,减少噪声,去除异味,创造安静的修养环境;让病人定时更换卧位,保持良好、舒适的体位姿势;协助病人翻身和拍背,指导病人如何进行有效咳嗽,以减少咳嗽时的疼痛,防治各种并发症的发生。

（二）术后疼痛的健康教育

1. 向病人讲述疼痛对人体产生的不利影响、诱发因素和负面情绪对疼痛的影响。

2. 告知病人如何正确有效地表达疼痛强度、部位、性质、持续时间和伴随症状,以及上述主诉对有效镇痛的意义。

3. 让病人了解术后疼痛是可以采取多种方法缓解的,无须过多担心和顾虑。同时告知病人和家属镇痛药物的作用、不良反应和效果等,消除病人对镇痛药物的排斥心理。

4. 向病人讲述术后 PCA 治疗时的给药方式、自行给药的具体操作方法、间隔的时间,以便于达到最好的镇痛效果。

5. 指导病人如何使用非药物镇痛疗法,以协同加强镇痛药物的效果。

（姜志连　肖可为　杨丽　舒纯）

第八章 慢性疼痛的护理管理

第一节 概　述

一、慢性疼痛的定义

慢性疼痛是危害现代人类健康和社会发展的主要问题之一,在北美地区是仅次于上呼吸道感染的第二大常见病。慢性疼痛也是临床多学科面临的医学难题之一,受慢性疼痛困扰的人口比例在全世界发达国家总人口中高达30%。

慢性疼痛(chronic pain)的定义尚缺乏统一的认识,1990年Bonic提出的慢性疼痛的定义是"疼痛持续1个月超过急性病一般的进程;或者超过损伤愈合所需的正常时间;或与引起持续性疼痛的慢性病理过程有关;或者经数月或数年的间隔时间又复发疼痛"。目前,多数认为是无明显的组织损伤,持续3个月以上的疼痛。近年来,在慢性疼痛的诊断上,更强调其引起的心理障碍如焦虑和抑郁,丧失社会交往和工作能力而导致病人生活质量的降低。2002年第十届国际疼痛大会上提出,慢性疼痛是一种疾病,应加以重视,及早治疗,防止疼痛的慢性化进程和形成疼痛记忆,造成病人不必要的伤害。本章介绍慢性非癌性疼痛。

二、慢性疼痛的特点

与急性疼痛比较,慢性疼痛有如下不同的特点:

1. 神经系统的不完整性　除了局部损伤外,急性疼痛时的神经系统是比较完整的,而慢性疼痛病人的外周神经、中枢神经系统或两者同时存在不同程度的结构和(或)功能异常,主要是由于神经系统受到各种刺激和程度不同的损伤而发生的。

2. 病因不明　慢性疼痛病程长,病因相对不明确,涉及广泛并且复杂,病人常常在"不知不觉"中或较漫长的时间内发生,而多数找不出直接相关的病因。

3. 发生机制多样　慢性疼痛的发生机制涉及外周神经系统、中枢神经系统和外周 – 中枢神经系统三大机制,随着病程进展可以有不同的发生机制、自主神经系统和情绪的变化。

4. 伴有心理障碍　慢性、顽固性疼痛多伴有心理障碍,可发展成身心疾患,是抑郁症的重要病因之一。

三、慢性疼痛的治疗

(一)治疗目的
缓解疼痛,改善病人的身体、精神状态和家庭社会关系等。

(二)治疗方法
分为药物治疗和非药物治疗。WHO 强调慢性疼痛的治疗应采取药物和非药物相结合的多元化方法。

1. 药物治疗　WHO 应用于癌痛的三阶梯治疗方法可以作为慢性非癌性疼痛治疗的重要参考。

2. 非药物治疗

(1)物理治疗:包括理疗、热疗、冷疗、针灸、推拿等。

(2)心理治疗:有资料显示,慢性难治性疼痛病人中有 49.62% 合并有抑郁症状,57.25% 的病人并发焦虑症状,因此放松训练、行为认知疗法、暗示疗法、催眠疗法等心理治疗方法被广泛应用。

3. 其他疗法　包括神经阻滞、神经电刺激、微创治疗和手术治疗。

四、慢性疼痛的护理

(一)护理评估
疼痛是一种主观感受,且疼痛的表现因人而异,所以护士在评估疼痛时,主要以病人本身传达疼痛的感觉为主,并结合护士及其他人员的观察,才能进行有效的疼痛评估。

1. 护理评估内容

(1)主观资料

1)慢性疼痛的部位(site):哪疼痛,可借助人体图(body chart)协助病人正确地指出疼痛部位。

2)慢性疼痛是何时开始的(onset)。

3)慢性疼痛持续的时间(duration):是持续性的还是间歇性的。

4)慢性疼痛的性质(quality):痛起来的感觉像什么。

5)慢性疼痛的强度:轻、中或重度或由疼痛评估工具如 NRS、VRS、长海痛尺等进行具体评分。

6)伴随的心理因素:如恐惧、孤寂等。

7)增加或减轻慢性疼痛的因素:如环境嘈杂、温湿度改变、运动量改变等。

（2）客观资料

1）非语言资料评估：可以支持慢性疼痛评估，尤其在老年人、婴幼儿、无意识状态者无法以语言来描述疼痛的情况。如血压上升，脉搏、呼吸加快，血糖上升，流汗、皱眉、流泪、咬紧牙关、面部表情僵硬、哭泣、呻吟、叹气、生气、悲伤等。

2）生活形态改变评估：是否因疼痛造成失眠或饮食、排泄、性功能及与家属和朋友之间的关系形态改变。

2. 评估流程　见图 8-1。

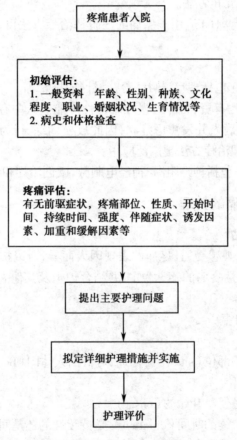

图 8-1　慢性疼痛的护理评估流程

（二）一般护理

1. 缓解疼痛护理　创造安静舒适的环境，根据病情做好基础护理，避免诱发因素。指导病人适当变化体位以缓解疼痛，如出现暴发痛应密切观察，及时通知医生积极处理，并针对临床表现及伴随症状给予对症护理。

2. 药物护理　根据药物的作用、不良反应和病人是否有合并症等情况合理选择镇痛药物,严格掌握药物的适应证、禁忌证和注意事项,让病人知晓有关镇痛药物的治疗目的、剂量、作用与不良反应,并及时观察、评价和记录各种镇痛药物的效果。

3. 心理护理　建立良好的护患关系,注意倾听病人主诉,充分理解、帮助病人;采取心理疏导、行为认知疗法、松弛疗法等心理治疗方法,消除病人的悲观、恐惧情绪;告知病人疼痛的原因及自我克制疼痛的方法,增强战胜疼痛的信心,并指导家属积极配合。

（三）专科护理

参见各章节。

第二节　神经病理性疼痛的护理管理

一、概述

（一）定义

国际疼痛研究学会（IASP）将神经病理性疼痛（neuropathic pain）定义为由神经系统原发性损伤或功能障碍引起的疼痛。起源于神经系统以外的,如体内器官或组织的疼痛,常常可使用药物、外科手术等使其缓解;而起源于神经系统本身的疼痛在起病和病程上更加严重,而且治疗难度较大。

（二）分类

2013 年,神经病理性疼痛诊疗专家组发布了《神经病理性疼痛诊疗专家共识》,根据神经系统发生原发性损伤或功能障碍的部位可分为中枢性神经病理性疼痛和周围性神经病理性疼痛,见表 8-1。

表 8-1　神经病理性疼痛的常见类型

中枢性神经病理性疼痛	周围性神经病理性疼痛
脑卒中后疼痛	疱疹后神经痛
脊髓空洞症疼痛	糖尿病性周围神经病变
缺血性脊髓病疼痛	三叉神经痛
压迫性脊髓病（如脊髓型颈椎病、肿瘤）疼痛	舌咽神经痛
放射后脊髓病疼痛	根性神经病变（颈、胸或腰骶）
脊髓损伤性疼痛	嵌压性神经病变（如腕管综合征等）

续表

中枢性神经病理性疼痛	周围性神经病理性疼痛
多发性硬化性疼痛	创伤后神经痛
帕金森病性疼痛	手术后慢性疼痛
幻肢痛	化疗后神经病变
脊髓炎疼痛	放疗后神经病变
	残肢痛
	肿瘤压迫或浸润引起的神经病变
	乙醇性多发神经病变
	梅毒性神经病变
	HIV 性神经病变
	营养障碍性神经病变
	毒物接触性神经病变
	免疫性神经病变

（三）治疗方法

1. 药物治疗

（1）抗抑郁药：抗抑郁药本身具有较好的镇痛作用，同时又能明显改善中枢性疼痛病人的抑郁症状，在中枢痛治疗中较常选用。常用的有阿米替林、多塞平、帕罗西汀等。

（2）抗癫痫药物：能有效治疗神经病理性疼痛。如卡马西平是治疗针刺样神经病理性疼痛的首选药物，苯妥英钠也可以用于神经病理性疼痛的治疗，目前常多用于疼痛治疗的药物还有加巴喷丁和普瑞巴。

（3）阿片类镇痛药：治疗神经病理性疼痛的效果不如对急性、炎症性或伤害感受性慢性疼痛。

（4）局麻药物：可以辅助用于异常性疼痛的治疗。疼痛累及黏膜时可尝试局部使用利多卡因，其他部位的皮肤可以使用贴剂。另外，可采用局麻药神经阻滞进行辅助诊断，但不宜反复进行。

2. 非药物治疗

（1）心理治疗：对病人进行解释、倾听、鼓励、安慰、保证等支持疗法，松弛疗法，暗示疗法和催眠疗法等。

（2）其他治疗：主要包括理疗和手术，如神经调节疗法、外科减压手术、神经损毁和经皮射频消融。

本节将以脑卒中后疼痛、幻肢痛、疱疹后神经痛、三叉神经痛为例进行详细阐述。

二、脑卒中后疼痛

（一）定义

脑卒中后疼痛（post-stroke pain, PSP）是指由于脑卒中后中枢神经系统损伤引起的各种疼痛，没有明显的感觉神经、心理因素或周围神经源性疼痛。

（二）疼痛特点

常为迟发性疼痛，可发生在脑卒中后数日或数周，半数病人发生在 1 个月后，甚至 1 年之后。典型病例为单侧性脑神经障碍、交感性功能障碍和对侧偏瘫性运动失调。60% 呈烧灼感，其次是锐痛、刺痛、撕裂样痛，偶尔伴有运动和认知障碍，冷、热敏感性改变等感觉异常。疼痛多感剧烈，可受内外因素的影响。

（三）治疗

脑卒中后疼痛的治疗比较困难，目前尚无有效的治疗方法，只能减轻疼痛，无法根治疼痛。

1. 药物治疗

（1）抗抑郁药：常用药物有阿米替林、多塞平、帕罗西汀等。

（2）抗癫痫药物：通过不同的途径抑制病变神经元的异常放电，从而减轻疼痛。常用药物有卡马西平、加巴喷丁、普瑞巴林、苯妥英钠等。

（3）抗心律失常药：可以作用于中枢和周围神经系统的离子通道，抑制神经细胞 Na^+ 内流，降低神经元的病理活动。常用药物有利多卡因、美西律、妥卡胺等。

（4）镇痛药：对中枢性疼痛的镇痛效果较差，应用大剂量的麻醉性镇痛药往往也难以控制。常用镇痛药物包括罗痛定、曲马多、芬太尼、羟考酮、吗啡等。

（5）其他辅助药物：包括纳洛酮、肾上腺素能药物和胆碱能药物等。

2. 刺激调节神经功能　对触觉和振动觉正常的 PSP 病人，可行针灸治疗或经皮神经电刺激（TENS）；对严重的或治疗无效的疼痛病人，可采用脑深部刺激（DBS）。

3. 手术治疗　可采用颅内止痛手术，如丘脑核团毁损术等。

（四）专科护理

1. 特殊用药护理

（1）抗癫痫药和抗抑郁药：作为治疗中枢性疼痛的一线药物，有较好的效果,但该类药物常见的不良反应有头晕、嗜睡、乏力、恶心、运动失调、头痛等,要注意病人的服药反应,预防跌倒。

（2）阿片类镇痛药:用于中至重度慢性疼痛,常见恶心、呕吐、嗜睡、口干、疲倦等,有成瘾性。

2. 知觉训练　用温水刺激温度觉,用纸、毛线等刺激浅触觉,对于痛觉过敏者尽量避免诱发疼痛的因素。

3. 局部按摩　对局部肌肉进行缓慢轻柔的按摩,促进血液循环,减轻肌肉痉挛,防止肌肉萎缩。

4. 功能锻炼

（1）保持肢体处于功能位。

（2）鼓励病人在无疼痛时多做肩部和手部运动,或用健肢协助患肢做被动运动。

（3）病人可以尝试用意志支配发出神经冲动,使瘫痪肌肉收缩,进而做主动运动。

（4）逐步训练关节活动,从大关节至小关节,幅度从小到大,逐渐实现各关节的伸展活动和被动运动。

（5）自我训练应遵循循序渐进的原则,加强肩、肘、腕、手关节的功能锻炼,由粗大活动训练过渡到精细活动训练,并借助器械疗法训练手动作的灵活性、协调性与精细性。

5. 心理护理　保持心情舒适,多安慰鼓励病人,保持室内温湿度适宜,避免寒冷、强光等不良刺激。

三、幻肢痛

（一）定义

幻肢痛是指病人在截肢后,感到已被截除的肢体仍完整存在,且幻肢处于某种强迫体位或痉挛性抽搐而产生的痛苦。

（二）疼痛特点

1. 发病时间　幻肢痛多在术后 1 周内发病,偶尔可推迟至数月或数年后才开始发作。一般来说,幻肢痛在术后 1~2 年内逐渐减轻,最后消失,持续的、严重的幻肢痛仅占少数。

2. 疼痛部位　主要疼痛部位在已被截除肢体的远端,如手指和手掌或足趾和足底,正中神经或胫神经的分布区域内最严重。

3. 疼痛性质　可呈灼痛、钻痛、刀割样痛或放射性痛,多在夜间和寂静时呈阵发性发作或反复加重,情绪激动或各种外界刺激均可诱发或加剧疼痛,有时疼痛剧烈时,可伴有全身颤抖等极端痛苦的表现。

4. 压痛和"扳机点"　有些病人肢体残端有明显的压痛,有的可触及瘢痕硬结,残端近侧的神经干也常有压痛。这些残端的局部皮肤极为敏感,轻微触碰即可引起幻肢痛,类似于引发三叉神经痛的"扳机点"。

（三）治疗

由于幻肢痛发生的机制还不确定,目前对其治疗还是个难题。

1. 一般治疗　包括理疗、按摩、经皮神经电刺激、针灸、微波等。

2. 药物治疗　常用的一线药物为抗癫痫药和抗抑郁药,辅助镇痛药物和精神、心理治疗等。

3. 神经阻滞　包括神经干周围阻滞、星状神经节阻滞和椎旁交感神经节阻滞。

4. 必要时行残端探查手术。

（四）专科护理

1. 皮肤护理　病人的肢体残端注意保暖,戴上保护套以避免不良刺激诱发疼痛。

2. 促进功能恢复　伤口愈合后,鼓励病人早日下床活动,多接触阳光、冷热水,并对残端进行按摩和拍打,促进残肢的功能恢复。

3. 心理护理　鼓励病人接触社会,做力所能及的事情,增加生活勇气;协助病人生活护理,消除其焦虑、抑郁情绪。

4. 健康教育　向病人及家属介绍疾病的身心健康知识,遵循循序渐进的原则进行残肢的康复训练,帮助其尽快融入社会生活,重新适应自己的社会角色。

四、疱疹后神经痛

（一）定义

1994 年,国际疼痛学会（IASP）将疱疹后神经痛（postherpetic neuralgia,PHN）定义为急性带状疱疹治愈后,仍有持续性的长期的疼痛。由于疼痛顽固且剧烈,使疱疹后神经痛病人常有失眠、焦虑不安、情绪压抑,甚至有自杀倾向。

（二）疼痛特点

1. 相应神经支配区域分布的感觉减退或感觉缺失,而皮肤常有疼痛超敏现象,局部可有色素改变。

2. 疼痛性质　常表现为自发性刀割样疼痛、闪电样发作性疼痛、紧束样疼痛、持续性烧灼样疼痛。

3. 感觉异常　一些病人常有不可忍受的发痒、紧束感、蚁行感、抽动、感觉迟钝或其他不适感等。

（三）治疗

1. 药物治疗

（1）合理搭配及联合用药：传统治疗以使用三环类抗抑郁药物及抗癫痫药物为主。近年来加巴喷丁因其疗效确切、不良反应小而在国际上被广泛采用，成为治疗神经病理性疼痛的首选药物。曲马多可用于中度疼痛的PHN，重度疼痛病人可采用羟考酮和吗啡，另外可辅以营养神经药物如维生素 B_1 等。

（2）局部药物治疗：常用的有利多卡因乳膏（贴剂）和辣椒碱制剂。利多卡因乳膏（贴剂）能快速缓解疼痛，且全身吸收少，具有较少的全身不良反应，是治疗疱疹后神经痛的一线药物。辣椒碱制剂通过抑制 P 物质（神经肽）的产生，而抑制神经源性炎症和减轻化学性疼痛，还可导致神经元脱敏。

2. 综合治疗　如神经阻滞术和神经毁损治疗，配以微波和激光治疗等。微波具有增加局部血液循环、加快新陈代谢、降低感觉神经兴奋性的特点，从而减轻病人的疼痛。氦－氖激光治疗可以抗炎消肿，使致炎致痛物质的活性降低，激活内源性抗痛物质而起到镇痛作用。

（四）专科护理

1. 皮肤护理

（1）保持局部清洁。水疱未破可涂炉甘石洗剂、阿昔洛韦乳膏等，避免搔抓，防止继发感染；大的水疱可用无菌注射器沿水疱下缘穿刺抽液；疱疹破溃后酌情用 3% 硼酸溶液或 1∶5000 呋喃西林溶液湿敷，或外涂抗生素软膏。

（2）注意勤修剪指甲，避免抓破皮肤造成感染。

（3）症状重者应卧床休息，取健侧卧位，以防水疱被压破。

（4）指导病人穿柔软舒适的棉质衣服，对痛觉超敏病人可以用支架撑开，避免衣物、被子的接触，帮助病人减少局部衣物摩擦、活动牵拉、触碰等，避免疼痛的诱发因素。

2. 眼部护理　对于侵犯到眼部的带状疱疹，要加强眼部护理，可用 0.9% 氯化钠溶液清洗眼部，使用阿昔洛韦、氯霉素眼药水定时滴眼，注意休息，避免眼睛疲劳。房间的光线应稍暗，避免强光刺激。

3. 用药护理　服药期间注意病人用药后的反应，疼痛缓解程度，有无头晕、胃肠道反应等不良反应，并给予相应的护理措施。头晕病人落实好安全护理，预防跌倒等不良事件的发生。

4. 饮食护理　应多食高蛋白、高热量、富含维生素、易消化的食物，多食新鲜蔬菜和水果，少食辛辣温热食物如辣椒、生姜、羊肉、牛肉及油炸食物等，忌烟酒及碳酸饮料，注意饮食搭配合理，保持营养均衡。

5. 心理护理　部分人皮疹完全消退后,顽固性后遗神经痛可持续数月或更久,病人有严重的不适感,同时伴焦虑、沮丧、失望等负面情绪,极大地影响了病人的生活质量,而这些负面情绪又可加重疼痛反应。护士对病人进行包括暗示、行为、分散注意力等全方位的心理护理,可明显缓解疼痛,疏解情绪反应。

五、三叉神经痛

（一）定义

三叉神经痛（trigeminal neuralgia, TN）是最常见的面部神经痛,是一种原因未明的三叉神经分布区域发生的撕裂性或电击样阵痛。好发于成人及老年人,40 岁以上者占 70%~80%,女性略多于男性,多为单侧性。

（二）疼痛特点

1. 面部三叉神经分布区突发的剧痛,似闪电、刀割、火烫样痛,以面颊部、上下颌、舌疼痛最明显。

2. 每次发作时间从数秒到 2 分钟不等,间歇期可正常。

3. 病人的口角、鼻翼、颊部、舌等处最敏感,稍加触碰即可诱发,称为“扳机点”或“触发点”。发作期间,面部的轻微活动如说话、进餐、洗脸、刷牙甚至清风拂面都能够触发“扳机点”,引起疼痛发作。

（三）治疗

1. 药物治疗

（1）卡马西平:约 2/3 的病人可取得满意的效果,是治疗三叉神经痛的一线药。该药的起始剂量为 100mg/d,一日 3 次,以后每日增加 100mg,直至每日 600mg,然后以此剂量维持 1 周;若疼痛不缓解,可增加至 800mg,最大剂量为每日不超过 1.0~1.2g。

（2）苯妥英钠:是治疗三叉神经痛的二线药物,疗效不及卡马西平。

（3）联合用药:若卡马西平和苯妥英钠疗效不满意,可联合应用其他抗癫痫药或吗啡类药。

2. 手术治疗　当药物治疗不能达到满意的效果时,或者出现病人无法接受的不良反应、对药物产生耐药性时,可考虑适宜的手术治疗。

3. 其他治疗　神经阻滞、微创治疗。

（四）专科护理

1. 预防诱发　减少说话,发作频繁时禁止说话;告知病人正确的洗脸、漱口方法,避免触发“扳机点”。

2. 预防口腔感染　用温盐水漱口,保持咽部清洁,坚持餐后做口腔护理。

3. 观察病情与记录　密切观察发病情况,记录疼痛发作次数、性质、持续时间及间歇时间。

4. 观察镇痛药物的效果及不良反应 注意定期检测血常规及肝功能变化,特别是畏食、头晕、嗜睡、共济失调、直立性低血压、类阿托品样反应、皮疹及再生障碍性贫血等不良反应,及时通知医生调整药物。

5. 加强全身营养 病人因疼痛不敢进食,长期禁食致全身营养不良,可通过静脉补充营养;缓解期间及时进高营养、高蛋白、高维生素饮食;如采用三叉神经分支阻滞疗法,应嘱病人进流质,少说话,避免食用过热的食物,以防烫伤。

6. 心理护理 病人保持心情舒畅,避免急躁、焦虑等情绪诱发疼痛。避免过度劳累,保证足够的睡眠和休息。

第三节 头面部疼痛的护理管理

一、偏头痛

(一)定义

偏头痛(migraine)是由于发作性血管舒缩功能障碍,以及某些体液物质暂时性改变所致的一种伴有或不伴有脑及自主神经系统功能暂时性障碍的头痛,多为一或两侧颞部反复发作的搏动性头痛,发作前可伴有眼前闪光或视野缺损、麻木等先兆症状,发作时常伴恶心、呕吐等。女性多发,发病年龄为25~34岁。

(二)疼痛特点

部分病人有如同侧视觉障碍、语言障碍等发作的先兆表现,持续时间不超过1小时,部分无明显的先兆症状。表现为一侧搏动性或跳动性头痛,也可表现为胀痛,并逐渐加剧,体力活动可加重头痛,伴恶心、呕吐、畏光、畏声等症状,一次发作时间持续4~72小时,通常在白天发作。

(三)治疗

避免各种诱发因素,解除急性头痛发作症状,防止或减少头痛的反复发作。

1. 急性发作的治疗

(1)非特异性止痛药:如非甾体抗炎药(如对乙酰氨基酚等)和阿片类药物(如哌替啶等)。

(2)特异性药物:如麦角类制剂和曲普坦类药物。

2. 预防性治疗

(1)非药物治疗:加强宣教,使病人了解偏头痛的发病机制和治疗措施,帮助病人确立科学、正确的防治观念和目标,避免各种诱发因素,如精神紧张、心理压力大、睡眠不足、刺激性气味、噪声、乳酪和红酒等食物和饮品。

（2）药物治疗:每月头痛发作 2~3 次或 2~3 次以上者应考虑长期预防性用药,常用药物有普萘洛尔、苯噻啶、丙戊酸、阿米替林等。

（四）专科护理

1. 生活护理

（1）指导病人日常生活须规律,避免偏头痛的诱发因素,如精神紧张、睡眠不足及噪声和强光刺激等。

（2）饮食中避免高酪胺食品如奶酪、巧克力、香蕉、啤酒等,禁烟,如有恶心、呕吐应给予对症处理。

（3）头痛发作时宜卧床休息,房间保持安静避光,室温以 20-25℃为宜。

（4）指导病人写头痛日记,知晓头痛的特征及经过。

2. 用药指导

（1）讲解药物的作用机制、治疗目的、剂量、服药时机与不良反应。

（2）注意用药禁忌:麦角胺制剂与曲普坦禁止同时使用,镇痛剂与麦角胺制剂合用会造成药物诱发性头痛,甚至使发作性头痛转为慢性经常性头痛。

（3）督促病人坚持用药:预防性服药者,连续服药 3 个月后,发作的次数会减少,此时应指导病人减量,以避免发生不良反应及药物依赖。

3. 心理护理　偏头痛早期病人易出现欣快、压抑、易激惹或不安等心情和行为改变,头痛剧烈而难以忍受者常常产生怀疑倾向、心情忧郁,因此护士应及时告知病人该病为功能性、可逆性的,并耐心倾听病人主诉,给予精神支持,使病人树立战胜疾病的信心。

二、丛集性头痛

（一）定义

丛集性头痛（cluster headache，CH）是一种周期性丛集性发作的头痛,部位固定于一侧眼眶及其周围,多见于 20~40 岁,男性多于女性。

（二）疼痛特点

1. 疼痛性质　烧灼样、切割样的剧烈锐痛,没有搏动感。

2. 疼痛部位　从一侧眼窝周围开始,极速扩展至额颞部,严重时可涉及对侧。

3. 发作时间　大部分病人在每天的固定时间发作,多在午夜,病人常在睡眠中痛醒。每日可发作 1~2 次,每次持续数十分钟至 2~3 小时,发作期可持续 3~16 周,缓解期可达数月至数年。丛集性头痛发作常有季节性,可固定发生在相同的季节,多发于春、秋季。

4. 伴随症状 颜面潮红、出汗、患侧流泪、结膜充血、鼻塞。除颞浅动脉怒张外,尚有患侧瞳孔缩小、眼睑下垂等。长期头痛病人易出现精神症状,包括焦虑、抑郁、烦躁不安等。

(三)治疗

1. 对症治疗

(1)高流量面罩吸氧 15~20 分钟。

(2)舒马普坦或双氢麦角胺可迅速缓解头痛,口服、滴鼻、皮下或静脉注射均可,每次 1~2mg,每日不超过 6mg。用药后若出现胸闷、胸部发紧,应立即停药。

(3)表面局部麻醉:用 2% 利多卡因滴鼻。

2. 预防复发及夜间发作 注意生活规律,避免压力过大、过度疲劳等。美西麦角 2~8mg 口服,一天 1 次;也可用钙离子拮抗剂维拉帕米等。睡前可用麦角胺直肠栓剂或双氢麦角胺皮下注射预防夜间发作。

(四)专科护理

1. 头疼护理

(1)协助病人取舒适体位,并创造安静的环境,避免强光刺激。

(2)做好氧疗护理:头痛开始时即给予面罩高流量给氧可有效缓解疼痛。

(3)因丛集性头痛急性发作起病突然、持续时间短暂,应遵医嘱快速给药。常用的有曲普坦类、麦角胺类。

(4)利多卡因滴鼻:让病人仰卧,头后仰与地面呈 30°,2% 利多卡因 1ml 滴鼻后,头转向痛侧,15 分钟后可重复 1 次。

2. 预防性用药护理 目前常用的药物有麦角胺、维拉帕米、碳酸锂、糖皮质激素、美西麦角和丙戊酸盐等。预防性用药的原则是在丛集期的早期开始坚持每日用药,直至头痛消失后至少 2 周,逐渐减量到治疗结束,下一个丛集期再重新用药。用药期间护士应仔细观察药物疗效及不良反应,出现不良反应及时报告医生。

3. 心理护理 长期疼痛病人易出现抑郁、焦虑等心理变化,一些病人发作时出现行为改变,如易怒、咆哮、哭喊或尖叫、行为怪异,甚至自杀,护士应掌握病人的情绪变化,积极为病人寻求心理支持和疏导,并采取相应的安全防护措施,确保病人安全。

三、高颅压性头痛

(一)定义

颅内容物(脑、脑脊液、脑血容量)的体积增加或颅内占位性病变引起颅内压超过 1.96kPa（200mmH$_2$O）时称为颅内压增高（intracranial hypertension）。颅内压增高使得颅内血管和脑膜发生移位并受牵拉而引发疼痛，是神经系统多种疾病所共有的一种综合征。

（二）疼痛特点

1. 大多无前驱症状，病人突然感觉头部呈劈裂样剧痛，分布于前额、后枕或整个头部，可延至颈、肩、背、腰及双腿。起病较急骤，咳嗽、喷嚏、大便用力等均可加重。清晨起床时头痛明显，可在夜间痛醒，起床活动后减轻。

2. 常伴有呕吐，典型的为喷射性呕吐；50% 以上的病人出现不同程度的意识障碍，轻者短暂性神志模糊，重者昏迷，或出现谵妄、木僵、虚构、幻觉、定向力障碍等精神症状。

（三）治疗

1. 降低颅内压，减轻脑水肿　20% 甘露醇 250ml 快速静脉滴注，2~3 次 / 日；可适当用甘油果糖、呋塞米、地塞米松等。对头痛、呕吐剧烈、烦躁不安者，应及时对症处理，尽量避免咳嗽、打喷嚏及大便用力等诱发因素，必要时行开颅去骨瓣减压术。

2. 止血药物治疗　常用氨基己酸、氨甲苯酸、氨甲环酸等。

3. 防治继发性血管痉挛　口服或静脉滴注尼莫地平，也可静脉滴注利多卡因等。

（四）专科护理

1. 病情观察　严密观察病人意识、瞳孔和生命体征的变化，如病人意识障碍逐渐加深、瞳孔不等大、头痛剧烈且伴有频繁呕吐时应警惕脑疝的发生。

2. 保持呼吸道通畅　加强翻身、叩背，促进痰液排出，当病人躁动不安时提示脑缺氧，一般不用镇静剂，以防呼吸抑制，延误和加重病情。可低流量持续给氧，必要时做气管插管或气管切开。

3. 药物治疗的护理

（1）应用甘露醇脱水时须注意：①速度要快，250ml 在 15~30 分钟内静脉滴注完毕；②避免外渗，静脉滴注时应注意血管的选择和保护；③密切观察病人的尿量、尿色、尿常规及 24 小时出入量的变化，如出现少尿、无尿或血尿等，及时告诉医生；④注意观察水、电解质的平衡，定期检查肝、肾功能，肾功能不全者慎用。

（2）尼莫地平使用中应注意：①对乙醇过敏者禁用，注意变态反应；②速度要慢，50ml 溶液在 6~8 小时内滴完，可用三通阀与其他液体同时输入，以减少尼莫地平对血管和局部的刺激反应及疼痛；③尼莫地平易被聚氯乙烯吸收，故输入导管宜选择聚乙烯（PEP）材质或用黑布包裹。

4. 体位护理　绝对卧床休息，保持病室安静，避免不良刺激。抬高床头

15°~30°,利于颅内静脉回流,以减轻脑水肿,降低颅内压。告知病人应避免枕头垫得过高而影响颈区静脉回流及造成呼吸道梗阻。

5. 预防跌倒损伤　躁动不安、谵妄或精神错乱的病人增加安全防护措施,必要时使用约束带,家属 24 小时陪护,以防自伤。

6. 饮食护理　多吃维生素含量丰富的蔬菜、水果等食物,保持大便通畅,减少用力咳嗽及打喷嚏,以免加重颅内压增高和导致脑疝的发生。

7. 心理护理　讲解疾病知识,理解同情病人,使病人保持稳定的情绪。

第四节　颈肩腰部疼痛的护理管理

一、颈椎病

(一)定义

颈椎病(cervical spondylosis)又称颈椎综合征,是由于颈椎骨、软骨、韧带或颈椎间盘的退行性病变,导致神经根、椎动脉、交感神经、脊髓受累而引起的综合征。

(二)疼痛特点

1. 颈型　以颈部疼痛、酸胀、沉重感及枕、肩部不适感为主。

2. 神经根型　病人常先有颈痛及颈部僵硬,继而向肩部及上肢放射。咳嗽、打喷嚏及活动时疼痛加剧,上肢有沉重感,皮肤可有麻木、过敏等感觉异常,上肢肌力和手握力减退。

3. 脊髓型　手部发麻,活动不灵活,特别是精细活动失调,握力减退,下肢无力、发麻,步态不稳像踩棉花。

4. 椎动脉型　有眩晕、头痛、视物障碍、耳鸣、耳聋、恶心、呕吐等一过性脑或脊髓缺血的表现。

5. 交感神经型　头晕、头痛或偏头痛、恶心、呕吐、视物模糊、心跳加速、血压升高等交感神经兴奋的症状;也可出现交感神经压抑的症状,如头晕眼花、流泪、鼻塞、心动过缓、血压下降等。

(三)治疗

包括手术治疗和非手术治疗。非手术治疗方法包括颈椎牵引疗法、颈托、围领和支架制动法,其他如理疗、推拿、针灸、家庭疗法及药物治疗等,适用于颈型及神经根型颈椎病、早期脊髓型颈椎病、全身情况差不能耐受手术者。

(四)专科护理

1. 疼痛护理　适当休息,颈部制动,疼痛明显的可根据医嘱给予非甾体消炎镇痛药,辅以物理治疗、针灸、按摩、局部阻滞、小针刀等缓解疼痛,减少肌肉痉挛。

2. 颈牵引护理 枕颌吊带法行颈椎牵引重量为 3~6kg, 2 周为 1 个疗程。牵引期间注意观察病情,防止过度牵引。

3. 正确佩戴颈托 告知病人使用颈托的目的和重要性。帮助病人挑选合适型号的颈托,并示范正确的佩戴方法,颈托上面托住下颌和枕骨、下面抵住双肩,活动度小,制动效果好。

4. 防止跌倒受伤 保持病房地面干燥,头晕、步态不稳的病人下床活动时应有人陪伴。

5. 心理护理 长期的慢性疼痛不适感会加重病人的心理压力,久而久之,病人可能导致焦虑。护士应加强健康宣教,让病人了解疾病知识和治疗方法,正确并积极使用辅助用具,加强功能锻炼。

6. 健康宣教 告知病人日常的颈部保护方法。

(1)不要长时间保持一种姿势,避免猛烈转头。

(2)睡觉时注意调整枕头高度,平卧时枕头不可过高,侧卧时枕头宜与一侧肩宽相等。

(3)日常生活中注意主动加大头颈部活动范围,锻炼颈肌。

(4)加强颈部肌肉的功能锻炼。方法是先慢慢向前后做最大屈伸,再向一侧转头至最大旋转度处,停留数秒,然后缓慢转至中立位,转向对侧。每日练习 2~3 次,每次练习 8~10 分钟。此外还可进行颈椎操练习。

二、肩关节周围炎

(一)定义

肩关节周围炎(periarthritis)指肩关节囊、滑囊、肌腱及肩周肌的慢性损伤性炎症,简称肩周炎,又称"凝肩""五十肩",大多由于软组织的退行性病变及对外承受力减弱引起,临床特点以肩关节疼痛、功能障碍、肌肉萎缩为主,多发于 50 岁左右的人群,女性多于男性。

(二)疼痛特点

1. 起初呈阵发性疼痛,多为慢性发作,后疼痛逐渐加剧或呈持续性钝痛、刀割样痛,气候变化或劳累后加重,可向颈部及上肢扩散。

2. 多数病人肩关节周围有明显的压痛点,压痛点多在肱二头肌长头腱沟、肩峰下滑囊、喙突、冈上肌附着点等。

3. 肩关节活动受限,以外展、上举、内外旋最明显。

(三)治疗

1. 药物治疗 可采用消炎镇痛药,如对乙酰氨基酚、塞来昔布等,配合辣椒素贴膏及具有祛风散寒、通络止痛、活血化瘀作用的中药。

2. 物理治疗 包括红外线、微波、激光等。

3. 推拿、按摩等综合疗法。

4. 局部阻滞治疗 包括局部痛点阻滞、关节囊注射、肩峰下滑囊阻滞和射频消融。

5. 肩关节手法松解术 为恢复关节活动,可行臂丛神经阻滞后手法松解。

(四)专科护理

1. 疼痛护理 正确评估疼痛程度,与病人一起寻找减轻疼痛的有效方法。急性期注意休息,避免患侧卧位,并注意肩部的防寒保暖。

2. 用药护理

(1)详细宣教镇痛药物的治疗目的、剂量、作用与不良反应等。

(2)了解疼痛时间及规律,提前预防性给药,并密切监测其效果,注意服药后的胃肠道反应。

3. 心理护理 肩关节周围炎病人的疼痛渐渐加重,关节活动受限,影响洗脸、梳头等日常生活,病人的担忧、紧张与恐惧甚至会加重疼痛。护士应讲解疾病和治疗知识,让病人积极治疗和功能锻炼。

4. 功能锻炼 肩关节周围炎常因疼痛、关节囊及肩周软组织粘连而影响肩关节活动,影响病人梳头、吃饭等日常活动。功能锻炼尤为重要,具体方法如下:

(1)肩部旋转法:双手叉腰,双肩做向前、向后旋转运动。

(2)肩部内收法:以健侧手握住患侧肘后,抬平患肢,并逐渐向健侧牵拉内收患肢。

(3)患肢梳头法:患肢上举到头部,沿发迹向后做梳头动作。

(4)爬墙法:患侧贴近墙面,患手平举,手掌贴墙,如同壁虎爬墙慢慢向上爬升,待患肢上举至极限时用其中指在墙上留一痕迹,下次爬墙时超越此痕迹。

(5)患肢后背牵拉法:直立位,健肢在前,患肢置于身后,以一绳从健侧肩部绕过,双手分别握住绳子两端,健肢向下拉动绳子以带动患肢向后上运动。

(6)拉轮法:将两端固定拉环的绳通过一滑轮,两只手分别拉住拉环,患肢置于身后,用健肢尽力将患肢向上拉动。

三、腰椎间盘突出症

(一)定义

腰椎间盘突出症(lumbar disc herniation)是腰椎间盘变性、纤维环破坏后髓核突出,刺激或压迫神经根、马尾神经所引起的一系列临床症状。

(二)疼痛特点

1. 腰背痛 最先出现的症状常为腰部急性剧痛或慢性隐痛,大多有反复发作的腰痛病史。

2. 下肢放射痛 多为一侧下肢坐骨神经放射痛,疼痛由臀部开始,逐渐放射至大腿后侧、小腿外侧。

3. 麻木、肌力下降 压迫严重时,可出现神经麻痹、肌力下降。

4. 马尾综合征 中央型巨大腰椎间盘突出压迫马尾神经,出现双侧严重坐骨神经痛、会阴部麻木、大小便无力等,严重者出现双下肢不全瘫痪、会阴部感觉消失甚至大小便障碍。

(三)治疗

1. 非手术治疗

(1)绝对卧床休息,睡硬板床,卧床3周后戴腰围保护下床活动,3个月内不做弯腰持物动作。

(2)持续牵引:采用骨盆牵引可使椎间隙略为增宽,减少椎间盘内压力,扩大椎管容量,从而减轻对神经根的刺激和压迫,共2周。

(3)物理治疗:促进局部血液循环,减轻肌肉痉挛,缓解疼痛。

(4)推拿和按摩:可使痉挛的肌肉松弛,进一步减轻椎间盘压力。

(5)封闭疗法及针刺疗法。

(6)口服非甾体消炎止痛、脱水药物,促进炎性水肿减轻,缓解疼痛。

2. 手术治疗 适用于病程长、反复发作、经保守治疗无效者。常用的手术方式有开窗髓核摘除术、半椎板或全椎板切除术、椎间孔镜下髓核摘除术等。

(四)专科护理

1. 绝对卧床休息 当症状初次发作时,立即仰卧休息,大小便均不应下床或坐起。

2. 用药护理 强调非甾体消炎止痛药的注意事项。

3. 牵引护理 骨盆牵引可减轻椎间隙压力,使早期突出的髓核部分还纳从而改善症状。牵引力一般在20kg以内,可持续或间断牵引。

4. 按常规做好围手术期护理。

5. 心理护理 大多数病人有明显的腰腿疼痛、活动受限甚至不能行走等症状,常表现出情绪紧张、心理压力大等现象,护士要及时与病人进行有效沟通,善于观察,视病人的思想状态用温柔的语言与和蔼的服务态度,对病人给予精神上的安慰、支持、疏导,使病人感受到被尊重、被关爱。向病人讲解与疾病有关的知识,消除病人的心理负担,使病人树立战胜疾病的信心。

6. 功能锻炼 急性期(2周)后开始进行腰背肌锻炼,动作根据病人的年龄、体力不同而不同,应由简及繁、由轻渐重。常用的腰背肌锻炼法有:

(1)直腿抬高锻炼:主要锻炼腘绳肌和股四头肌。病人平卧于床上,双腿交替抬高、放下,可反复进行,抬腿时应尽量使下肢与身体呈直角。

（2）侧卧位梨状肌舒缩锻炼:病人侧卧于床上,上边的腿抬高,抬腿时应尽量使两腿之间的角度为直角,两腿交替进行。此方法可锻炼下肢的外展肌群和臀区。

（3）仰卧位拱桥式背伸肌锻炼（包括三点式、五点式）:病人仰卧于床上,双足掌、双肘部及后枕部着床,小腿与床垂直用力,使身体其他部分离床拱起如拱桥。此方法可使脊柱两侧的腰背肌得到锻炼［图8-2（1）~（3）］。

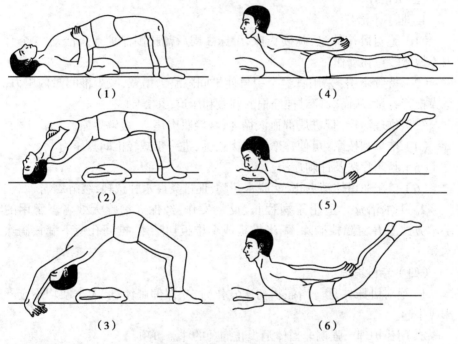

（1）　　　　　　　　　　　（4）

（2）　　　　　　　　　　　（5）

（3）　　　　　　　　　　　（6）

图8-2　腰背肌锻炼——仰卧法和俯卧法

（4）飞燕点水式背伸肌锻炼:病人俯卧位,使腹部着床,四肢、头部抬起像飞燕一样［图8-2（4）~（6）］。

第五节　风湿性疼痛的护理管理

一、概述

风湿性疾病（rheumatic diseases）是指一大类病因各不相同,但以累及关节及周围软组织,包括肌肉、滑囊、肌腱、神经等为共同点的一组疾病,多以疼痛为主要症状,可出现关节致残和内脏功能衰竭。疼痛既是各种风湿性疾病的主要临床症状,也是导致功能障碍的重要因素。因此,疼痛管理是风湿性疾病护理中的一项重要内容。本章节主要介绍类风湿关节炎、强直性脊柱炎、骨性关节炎、痛风性关节炎、骨质疏松症的疼痛护理管理。

二、类风湿关节炎

(一)定义

类风湿关节炎(rheumatoid arthritis,RA)是一种以慢性、对称性、进行性及侵蚀性的多滑膜关节炎和关节外病变(皮下结节、心包炎、胸膜炎、肺炎、周围神经炎等)为主要临床表现的,病因未明的,尚无特异性诊断指标的自身免疫病。

(二)疼痛特点

多数病人起病较缓慢,在出现明显的关节症状前有乏力、全身不适、食欲缺乏、发热等症状;少数病人起病较急,可在数天内出现多个关节的症状。

1. 关节表现 表现为滑膜炎症状和关节结构破坏,前者经治疗后有一定的可逆性,后者却很难逆转。典型病人表现为对称性多关节炎。

(1)晨僵:95%以上的 RA 病人可出现晨僵,持续时间大于 1 小时者意义较大。晨僵持续时间和关节炎症的程度成正比,也是反映诊断 RA 和本病活动的一个重要指标。

(2)痛与压痛:最早出现的症状往往是关节痛,疼痛常出现在腕、掌指关节、近端指间关节等部位,其次是足趾、膝、踝、肘、肩等关节。常呈对称性、持续性,但轻重不一,且往往伴有关节压痛和受累关节的皮肤出现褐色色素沉着。

(3)关节肿胀:受累关节多呈对称性肿胀,常见的部位为腕、掌指关节、近端指间关节、膝关节等。

(4)关节畸形:见于较晚期病人,常见的畸形有腕和肘关节强直、掌指关节半脱位、手指向尺侧偏斜、"天鹅颈"样及"纽扣花样"畸形。某些重症病人可因关节功能严重受损致生活无法自理。

(5)功能障碍:关节肿痛和结构破坏均可引起关节活动障碍。

2. 关节外表现

(1)类风湿结节:是 RA 较特异性的表现,提示疾病的活动。15%~25%的 RA 病人可出现类风湿结节,结节部位深浅不一。浅表结节多位于肘鹰嘴附近,枕、跟腱等关节隆突部及受压部位的皮下,结节常呈对称性分布,质硬,无压痛,大小不一,直径由数毫米至数厘米不等。深部结节可出现在肺部、心脏、肠道及硬脑(脊)膜等部位。

(2)类风湿血管炎:可发生于任何部位,是关节外损害的病理基础,多影响中、小血管。体格检查能观察到指甲下或指端出现的小血管炎,累及眼时多表现为巩膜炎,严重病人可因巩膜软化而影响视力。

（3）其他:①约30%的病人以肺受累为首发症状;②急、慢性RA病人都可出现心脏受累,以心包炎最常见,但多数病人无相关的临床表现;③神经系统病变,RA病人最常受累的神经有正中神经、尺神经以及桡神经;④贫血;⑤30%~40%的病人可出现干燥综合征。

（三）治疗

应遵循早期治疗、联合用药原则,主要目的有缓解疼痛、减轻炎症、控制病情发展,以防发生不可逆性的骨改变,尽可能地保护关节和肌肉功能,改善病人的生活质量等。

1. 药物治疗

（1）非甾体抗炎药（NSAIDs）:是改善关节炎症状的常用药,也是本病治疗不可缺少的、非特异性的对症治疗药物,具有消炎镇痛的作用。常用药物有塞来昔布、美洛昔康、双氯芬酸、吲哚美辛、萘普生、布洛芬等。使用中须注意剂量应个体化,避免两种或两种以上NSAIDs同时服用。

（2）糖皮质激素:如泼尼松、倍他米松等。该类药物有抗炎和免疫抑制的双重作用,可快速控制疼痛症状。

（3）缓解病情抗风湿药（disease-modifying anti-rheumatic drugs, DMARDs）:该类药物起效慢,除改善临床症状外,还可改进客观指标,阻止或延缓病情发展,因此又称为改善病情药（DMARDs）。如甲氨蝶呤（MTX）、柳氮磺吡啶（SASP）、来氟米特（LEF）等,临床多与NSAIDs联合应用。

（4）新型生物制剂:如肿瘤坏死因子-α（TNF-α）抑制药、CD20抑制药、白介素-6抑制药等。

（5）中药辨证治疗:如白芍总苷（TGP）等。

2. 物理治疗　如微波治疗等。

3. 外科治疗　手术治疗包括关节置换和滑膜切除手术,其中关节置换术适用于较晚期有畸形并失去功能的关节,而滑膜切除术可使病情得到一定缓解,但当滑膜再次增生时病情又趋复发,所以必须同时应用慢作用抗风湿药。

（四）专科护理

1. 病情观察

（1）关节症状的观察和护理:①观察疼痛发作的前驱症状及全身伴随症状,以判断病情的严重程度及治疗效果;②观察累及关节的部位、多少,关节肿胀、疼痛和活动度等;③观察有无晨僵、晨僵的程度和持续时间,记录并报告医生,帮助明确诊断以及病变进展。

（2）关节外症状的观察和护理:如出现发热、咳嗽应考虑肺部感染;如发生肠穿孔、心肌梗死、脑血管意外、咯血等可能为血管炎所致,均提示病情危重,及时报告医生,遵医嘱及时处理,并严密观察病情变化。

2. 疼痛护理 急性期需卧床休息,避免疼痛的诱发因素,如寒冷、潮湿、感染等;观察有无雷诺现象、局部皮肤的颜色温度、有无皮损压疮;经常用温水给病人擦浴,保持床单位清洁干燥;注意保持关节的功能位,膝关节勿垫高,以免发生屈曲畸形,防止足下垂时可于足底处放护足板。

3. 药物护理

(1)服用 NSAIDs 的注意事项:①观察病人有无胃部不适、恶心、呕吐、腹痛、腹泻,并观察病人的大便颜色,以防消化道出血,餐后服药可以减轻药物对胃肠道的刺激性;②监测病人的肝、肾功能及血生化检查,如有肝功能异常及白细胞、血小板减少等应停药;③勿同时应用两种非甾体抗炎药;④观察有无皮疹、瘙痒等过敏反应,一旦出现应立即停药并多饮水,以减少肾损害。

(2)尽量选用非酸性药物(萘丁美酮)和选用胃肠道不良反应小的药物(美洛昔康、塞来昔布)等,并辅以胃肠黏膜保护药,如铝碳酸镁片、法莫替丁等。

4. 心理护理 病人疼痛、害怕残疾或已经出现残疾、药物不良反应等明显加重病人的心理压力,大部分病人会有紧张、恐惧、焦虑等负面情绪,护士要深入了解病人,提供疾病知识和心理指导,指导病人减轻疼痛的方法,如听音乐、阅读、聊天等,增强病人战胜疾病的信心。

5. 功能锻炼

(1)详细讲解功能锻炼的目的及锻炼方法,让病人学会自我护理。

(2)缓解期指导病人尽早行全身和局部的功能锻炼,肢体活动由被动向主动有计划地渐进。

(3)有晨僵时可于起床前先活动按摩四肢关节,使晨僵症状缓解。

(4)根据个人习惯及能力选择锻炼方式及活动度,如太极拳、散步、抬腿弯腰、游泳等,以能承受为限。

三、强直性脊柱炎

(一)定义

强直性脊柱炎(ankylosing spondylitis, AS)是以中轴关节慢性炎症为主,也可累及内脏及其他组织的慢性进展性风湿性疾病。病变主要累及骶髂关节,常发生椎间盘纤维化及其附近的韧带钙化和骨性强直,多于青年男性。

(二)疼痛特点

腰背部疼痛或不适是最常见的症状,疼痛位于骶髂关节或臀部,逐渐加重并影响腰部活动,夜间或清晨疼痛加重。约半数病人以下肢大关节如髋、膝、踝关节炎症为首发症状。咳嗽、打喷嚏或突然扭动腰区可使疼痛加重。

（三）治疗

目前尚无根治方法,治疗目的是缓解疼痛、减轻炎症、防止脊柱变形、避免手术。

1. **药物治疗**　首选 NSAIDs,可快速缓解腰背部疼痛,减轻关节肿胀;柳氮磺吡啶、甲氨蝶呤也可改善疼痛,但起效较慢;还可使用生物制剂。

2. **局部和外科治疗**　如骶髂关节腔内注射药物和人工髋关节置换。

（四）专科护理

1. **疼痛护理**　创造舒适的环境,疼痛较轻者可给予疼痛关节按摩、热敷、适度休息;疼痛较重者应卧床休息,给予理疗或遵医嘱使用止痛药。

2. **晨僵护理**

（1）注意睡眠姿势,强直性脊柱炎病人睡觉时,由于疼痛喜欢顺势而卧,导致长时间单一体位,不利于血液循环,因此护理时需提醒病人变化体位,缓解晨僵。

（2）早晨醒后,不要急于起床,可在床上轻微活动或揉搓按摩容易发生晨僵的关节部位,改善局部血液循环,起床后再行肢体屈伸、腰背扭转等活动。

（3）日常生活中不要长时间处于同一体位,体位改变时动作要轻缓,以免发生跌倒、骨折等。

3. **用药护理**　注意观察疗效和不良反应,如有无胃肠道不适、头晕、头痛、皮疹、血细胞减少、肝肾功能异常等。

4. **饮食及生活护理**　给予高蛋白、高维生素、易消化、高钙食品,加强组织修复。如果病人因畸形造成生活自理能力缺陷时,需给予必要的生活护理。

5. **心理护理**　强直性脊柱炎病人的心理状态非常复杂,表现为敏感多疑、消极易怒、悲观失望等,应有针对性地实施个体化的心理护理方案。

6. **功能锻炼**

（1）指导病人谨慎而不间断地进行功能锻炼,以维持脊柱关节的最佳位置,增强椎旁肌肉力量和肺活量。

（2）站立时应尽量保持挺胸、收腹和双眼平视前方,坐位也应保持胸部直立,睡眠时应卧硬板床、仰卧位、枕头要矮。

（3）减少或避免引起持续性疼痛的体力活动。定期测量身高,防止发生脊柱侧弯。

四、骨性关节炎

（一）定义

骨性关节炎(osteoarthritis,OA)是一种以关节软骨进行性损害、骨质过度增生、僵硬、肥大变形、关节肿痛及活动受限为主要特点的慢性、退行性关节病,常累及膝关节。多发生于中老年人。

（二）疼痛特点

1. 疼痛与活动相关　开始多为轻至中度间歇性钝痛,休息时缓解,活动时疼痛加剧。

2. 疼痛与关节负重有关　当关节负重时疼痛明显,随着疼痛缓慢发展,后期休息时也有疼痛。

3. 局部关节肿胀、压痛、晨僵,活动后缓解。活动时关节常出现弹响、关节交锁。

4. 炎症阶段的特点　疼痛难忍,夜间常被痛醒,局部皮肤可出现发红及温度增高。

（三）治疗

1. 药物治疗

（1）对症治疗:疼痛难以忍受或影响睡眠时,可选用单纯镇痛药如对乙酰氨基酚400mg/d口服或非甾体抗炎镇痛药(NSAIDs),如双氯芬酸钠25~50mg,3次/日口服等,也可用双氯芬酸钠乳胶剂外用。糖皮质激素不作为首选药,但在关节肿胀明显时可行关节腔内局部注射。

（2）病情治疗:氨基葡萄糖314mg,2~3次/日;抗骨重吸收药如阿仑膦酸钠70mg,每周1次;关节腔内注射医用透明质酸,可增加滑液黏性、维持软骨细胞的周围环境和保护软骨。

2. 非药物治疗　主要有水疗、针灸、按摩、热敷、微波治疗等物理治疗。

3. 手术治疗　如膝关节表面置换术等手术治疗方法。

（四）专科护理

1. 疼痛护理　急性期需卧床休息,减少活动,症状较轻或无症状者无须特殊处理。避免潮湿、寒冷、多风环境,做好关节部位保暖。为防止关节僵硬,在炎症减轻后可做下蹲活动。穿平跟软底鞋,勿做跳高、跑步等剧烈运动。肥胖者应注意控制体重,以减轻关节负重。

2. 透明质酸钠关节腔内注射护理　注射前消毒注射部位;注射时严格遵守无菌操作原则;注射后2~3天卧床休息,勿洗澡,以减轻膝关节负重、防止穿刺处感染,如有疼痛反应,可给予NSAIDs口服治疗,缓解疼痛。

3. 服药护理　在医生指导下用药,勿滥用镇痛药、非甾体抗炎药及激素,以防发生不良反应。阿仑膦酸钠应在清晨空腹时以200~300ml温开水送服,服药后至少30分钟方可进食,以保证药物的充分吸收。另外,服药后的30分钟内应避免平躺,以减少食管刺激或溃疡性食管炎。

4. 心理护理　骨关节炎以老年病人居多,入院时护士应主动热情地进行入院宣教,帮助其尽快消除陌生感,多与病人交流,将治疗效果好的病例介绍给病人,增强其治疗信心,消除不必要的思想负担。

五、痛风性关节炎

(一)定义

痛风(gout)是一组由于嘌呤代谢紊乱所致的疾病。痛风性关节炎(gouty arthritis)多见于 40 岁以上的男性,临床表现为反复发作的关节炎、高尿酸血症,尿酸盐在软组织、肾脏内沉积形成痛风石。

(二)疼痛特点

1. 急性关节炎期　发病急骤,疼痛剧烈,一般持续 3~10 天。首次发生多以足的第 1 跖趾关节为常见,伴有红肿和压痛,首次发作常只累及单个关节,再次发作可能为单关节或多关节交替出现。疼痛时有如撕筋裂骨,甚至无法忍受被单或一张纸的重量,室内有人走动或振动,甚至风吹过也会感觉疼痛。

2. 间歇期　两次发作之间可有数月至 1 年以上的间隔,无任何症状。发作越多间隔时间越短。

3. 慢性关节炎期　发生僵硬和畸形,关节功能严重受损。

(三)治疗

1. 急性期治疗　强调尽早治疗以终止急性发作,促使症状迅速缓解,防止尿酸盐沉积、关节破坏及肾脏损害。

(1)秋水仙碱为痛风发作的经典首选药物,对于制止炎症、止痛有特效,一旦怀疑痛风或痛风发作应尽早使用。

(2)吲哚美辛等非甾体抗炎药较温和,疼痛发作超过 48 小时也可应用。

(3)上述两类药无效时也可使用糖皮质激素。

2. 间歇期及慢性期治疗　主要目的是控制血尿酸在正常水平,防治和保护已受到损害的脏器功能。

(1)促尿酸排泄药:如丙磺舒的开始剂量为 0.25g, 2 次 / 日;2 周后增加至 0.5g, 3 次 / 日。苯溴马隆片的作用更强,25~100mg/d, 1 次 / 日,其不良反应是皮疹、发热、胃肠道刺激性、激发急性发作等。

(2)抑制尿酸合成药:如别嘌醇,用法为 100mg, 3 次 / 日口服;可增至每日 200mg, 3 次 / 日,由于不良反应重,临床已不作为常规用药。非布司他为黄嘌呤氧化酶(XO)抑制剂,推荐剂量为 40mg 或 80mg,每日 1 次。

3. 在使用药物治疗后疼痛仍较为明显的病人可考虑神经阻滞疗法。

(四)专科护理

1. 疼痛护理　关节疼痛急性发作时卧床休息,避免关节负重,抬高患肢,局部冷敷,24小时后可行热敷、理疗、保暖,疼痛缓解后可下床活动。

2. 饮食护理

（1）发作期病人常无食欲,应给予足够的牛奶、鸡蛋,尽可能多地食用水果和蔬菜。食物应尽量选用无嘌呤食物及低嘌呤食物,液体摄入量应在3000ml以上,保证每日尿量不少于2000ml,以利于尿酸排出。

（2）禁食高嘌呤食物,如肝、肾等动物内脏,水产中的甲鱼、蟹、虾、沙丁鱼、鳝鱼等,花生、蘑菇、菠菜等;多食油菜、白菜、萝卜、瓜类等碱性食物。

（3）控制体重,避免肥胖,限制脂肪及动物蛋白,以植物蛋白为主。

（4）戒烟、戒酒,尤其不能饮用含嘌呤量高的啤酒。

3. 用药护理

（1）使用秋水仙碱应注意观察胃肠道反应,如恶心、呕吐、腹痛、腹泻等,宜短期服用。秋水仙碱的停药指征：①疼痛、炎症明显缓解;②出现恶心、呕吐、腹泻等;③24小时内的总量达6mg,肝、肾功能及血常规指标异常。

（2）非甾体抗炎药：对胃肠道的刺激性较大,消化性溃疡病人慎用。

（3）使用促尿酸排泄药期间应服用碱性药物(如碳酸氢钠、碱性合剂),并大量饮水,增加尿量。

（4）服用别嘌醇的病人需观察有无胃肠道反应、皮疹、药物热、骨髓抑制等不良反应,定期检查肝肾功能、血常规。

4. 心理护理　及时解答病人的各种疑问,向病人耐心细致解释痛风的病因及持续时间、治疗原则等,尽可能地消除病人的恐惧与误解,安慰、指导、帮助病人认识疾病,正确面对,保持心情愉快,配合治疗。

六、骨质疏松症

（一）定义

骨质疏松症(osteoporosis,OP)是一种以单位骨量减少和组织细微结构退变为特征,并导致骨脆性增加、骨强度降低,易于骨折的全身代谢性疾病,其特点是骨矿物质和骨基质呈等比例减少。

（二）疼痛特点

1. 早期疼痛不明显,开始多表现为腰背部的沉重感和全身的疲劳感,也可以表现为起床或起立时疼痛。随着疾病的发展,逐渐出现阵发性疼痛及全身疼痛,活动时加剧。

2. 易骨折　常为病人的首发症状和就医原因,疼痛明显而剧烈。

3. 脊柱向后侧弯对腹腔造成压迫,可致内脏下垂,常有便秘、腹胀、食欲减退;对胸腔压迫,形成裂孔疝,导致食物通过障碍或反流性食管炎,出现上腹部和下胸部疼痛与不适。

（三）治疗

1. 一般治疗 适当运动可增加和保持骨量,锻炼协调性,注意预防跌倒。合理膳食,多食含钙丰富的食物,少饮酒和咖啡,不吸烟。

2. 药物治疗

（1）钙制剂:如碳酸钙、氯化钙、葡萄糖酸钙、乳酸钙等,是骨质疏松症的基础治疗。

（2）维生素 D 类药物:维持机体钙磷平衡,是预防和治疗骨质疏松的一线药物,常用骨化三醇 0.25~0.5μg/d、阿法骨化醇 0.5μg/d。

（3）降钙素:抑制破骨细胞,兼具镇痛作用。如鲑鱼降钙素 50U,每日或隔日 1 次。

（4）雌激素:可抑制女性绝经后骨的快速丢失。

3. 其他治疗 神经阻滞、经皮电刺激疗法、经皮骨水泥椎体成形术等。

（四）专科护理

1. 疼痛护理

（1）全面评估疼痛的部位、性质、程度。询问有无感觉异常,如刺痛、麻木、肌肉痉挛、震颤或不自主动作等。同时注意观察出现疼痛及其他症状的诱发因素、时间、缓解方法等。

（2）疼痛护理:发作时宜卧床休息,缓解期根据疼痛减轻程度,适当增加活动量,腰背部疼痛的病人可使用腰围给予脊柱支持并限制其活动,缓解肌肉痉挛等。遵医嘱给予止痛药物,结合热疗以缓解疼痛。

2. 避免跌倒,预防骨折 护士应全面评估病人生活、住院环境中的不安全因素,结合病人的自我照顾能力、疾病及用药对病人的影响,采取有效的预防跌倒的措施。指导病人进行适当运动,变换体位时动作轻缓。

3. 用药护理 让病人了解药物治疗目的,以及用药过程中可能出现的不良反应,应定期检查生化指标及激素水平等,指导病人正确用药。

4. 心理护理 解释该病发生的原因,取得病人及家属的信任,让其积极配合治疗和护理,鼓励病人表达自身感受,并教会其正确的活动方法,有效预防骨折。

（肖 树 伍彩红）

第九章 癌性疼痛的护理管理

疼痛是癌症病人的主要临床表现,晚期癌症病人中约 80% 以疼痛为主要症状,其中 50% 属于剧烈的疼痛,30% 为难忍的剧痛。重视疼痛,积极进行癌性疼痛的综合治疗和护理,是对医务工作者,特别是从事肿瘤治疗及护理工作者的基本要求。合理的疼痛控制能减少病人痛苦,摆脱抑郁情绪,提高病人治疗依从性,提高生活质量。

癌性疼痛以慢性疼痛为主,常伴有疼痛综合征,即临床上表现为一种以上的疼痛,是肿瘤本身导致的或与肿瘤无关的各种疼痛的综合。随着疾病的发展,疼痛逐渐加剧,出现急性暴发痛,且存在于整个病程。癌性疼痛往往会导致严重的心理障碍,病人需要得到及时的心理治疗与疏导。

第一节 概 述

一、癌性疼痛的原因

1. 癌症浸润、压迫是引起癌性疼痛的主要原因　癌性疼痛常因神经受癌瘤压迫和浸润而产生,癌细胞通过神经鞘周围淋巴管或沿神经周围抵抗力较弱的部位逐渐浸润,导致神经鞘内的神经纤维发生绞窄,生成组胺、5- 羟色胺、前列腺素等致痛化学物质,同时闭塞了营养神经的血管,使神经纤维处于缺血状态,这些情况均能引发疼痛。

当癌瘤浸润或压迫管腔脏器时,亦可引发疼痛。其疼痛具有内脏痛的特点,定位不明确,反复发作且具有周期性,常伴有恶心、呕吐、出冷汗等。当癌症累及腹腔内管腔脏器平滑肌时,病人大多主诉疼痛存在于腹部正中线的某部位。

癌瘤的直接压迫、闭塞或癌细胞浸润于动脉、静脉、淋巴管时可以引起疼痛。静脉或淋巴回流障碍,导致肢体肿胀时,致痛物质聚积在肿胀的部位而引发疼痛。当动脉闭塞致局部缺血或坏死时疼痛剧烈,合并感染时疼痛加重。

恶性骨肿瘤或转移性骨肿瘤均产生难忍的疼痛。因骨髓内压发生变化,骨膜上与痛觉有关的感觉神经末梢受刺激而产生疼痛,此种疼痛为钝痛,不能明确定位,伴有深部压痛。

2. 癌症相关治疗是引发疼痛的第 2 位原因　癌症相关治疗可引发疼痛。

癌症手术后,脏器的粘连、瘢痕、神经损伤等引发持续性疼痛。化疗后出现多发性末梢神经病变、局部静脉炎或黏膜损伤等均可导致疼痛。放疗引起周围神经损伤、纤维化、放射性脊髓炎等亦会产生疼痛。为临床诊断而进行的穿刺活检术也为病人增加了疼痛的机会。手术疗法、放射疗法、抗癌药物疗法所致的食欲缺乏、全身倦怠也是增强疼痛的因素。

3. 与癌症有关的疼痛　如病理性骨折、压疮、便秘、内脏痉挛引起的疼痛等。

4. 与癌症及癌症治疗无关的疼痛　如骨关节炎、动脉瘤、痛风等。

5. 心理和社会因素引起的疼痛　癌肿切除术后,病人的部分生理功能丧失,使病人产生自卑感;疾病使病人丧失工作能力,家庭负担加剧,社会活动缺失,病人在心理上产生不安、愤怒、抑郁等情绪;加之面对死亡的不安、恐惧心理,以上均增强了病人对疼痛的敏感性。

二、癌性疼痛的分类

以疼痛的分类作为参考,依据疼痛出现与时间的关系,癌性疼痛可分为急性痛和慢性痛。急性疼痛常出现于疾病早期,使用镇痛药并随着抗癌治疗的进行,疼痛会得到缓解;而慢性疼痛病人需要进行较复杂的评估和治疗,在整个治疗的过程中,可出现多样的疼痛行为,如面部表情、步态、情绪等的变化。

按照解剖学分类,可将癌性疼痛分为躯体痛、内脏痛及传入神经痛等;按照病理生理学分类,癌性疼痛可分为伤害感受性疼痛、神经病理性疼痛和两类的混合痛。

三、特殊人群癌性疼痛的特点

1. 儿童、青少年癌性疼痛　每年约有 1.3 亿的 0~14 岁儿童发生癌症,癌症成为儿童的一个主要健康问题。儿童疼痛的病因及治疗与成人存在差异,但目前儿童及青少年的疼痛并未引起足够的重视及充分的治疗,尤其是 7 岁以下的儿童,存在不能用语言来准确表述自身的疼痛症状;儿科医生缺乏疼痛管理知识;姑息治疗专家也大多缺乏儿科知识;大部分家长要求尽量延长患儿的生命而忽视患儿的痛苦等原因。80% 的进展期癌症患儿会伴有疼痛,癌性疼痛的主要来源是肿瘤本身引发的疼痛及与治疗诊断相关的疼痛。患儿具有较成人更高的疼痛敏感性,更容易受周围环境及心理因素的影响,父母及医护人员的行为、周围的环境及患儿本身的情感体验都可加剧或者缓解疼痛。

2. 老年人癌性疼痛　有调查显示老年人的癌性疼痛发生率为 70% 以上,但往往仅是对活动方便、智力未减退的老年癌症病人进行研究。老年人的癌性疼痛症状及体征大多不典型,加之老年人服用的药物较多,同时患有多种疾病,病情较复杂等原因,给老年人的癌性疼痛评估与治疗增加了难度。

四、癌性疼痛综合征

由于癌肿性质、大小、病程、全身状态及心理因素等差异,病人个体的临床症状表现差别很大,但癌症的发生与发展存在一定的规律,如神经的浸润与破坏、癌症的骨转移、继发感染、被膜牵张等,大多数癌症病人常会出现一系列的癌性疼痛综合征。依据临床表现,常见的临床综合征包括:

1. 伴骨转移疼痛综合征　临床有1/3的癌症病人出现骨转移瘤,尸检发现2/3的癌症病人体内出现骨转移瘤,骨浸润是癌性疼痛发生的最常见的原因。因肿瘤骨转移会产生前列腺素引起外周伤害性感受器敏感化,引起疼痛。肿瘤体积增大会牵拉骨膜,发生病理性骨折,还侵犯周围神经加重疼痛。如多发性骨髓瘤、乳腺癌、肺癌等均易转移至骨骼。

2. 伴脑、脊髓转移疼痛综合征　脑脊膜弥漫性肿瘤转移常表现为持续性头痛,同时伴有恶心及呕吐、颈背部疼痛僵硬、精神状态的改变。大部分是因为脑脊膜、脑神经及脊神经受到牵拉及颅内压升高而产生疼痛。肺癌、乳腺癌、前列腺癌等均可转移至脑部。肿瘤压迫硬脊膜外脊髓以疼痛为首发症状。新出现或出现迅速变化的背部疼痛局限于脊柱中线,伴或不伴无力及刺痛,考虑硬脊膜外脊髓压迫。其常表现为钝痛,疼痛有规律性,逐渐加重,卧位及过度劳累可继发加重。压迫会迅速加重神经损害,出现运动无力、大小便失禁等。早期诊断及治疗有助于减少神经损害。

3. 肿瘤侵犯周围神经综合征　肿瘤侵犯压迫外周神经会出现持续性烧灼样疼痛及感觉迟钝,同时出现间歇性刺痛,如盆腔边缘病变压迫股外侧皮神经致股部疼痛;锁骨上窝或腋窝淋巴结癌侵犯或压迫臂丛神经受累,可出现重度疼痛、臂丛神经支配区感觉消失、运动障碍;如直肠、子宫颈、乳腺等肿瘤,肿瘤淋巴结病变侵犯周围软组织,或转移癌肿瘤直接压迫使腰骶丛神经损伤时,产生根性下肢痛,可为酸痛或压迫样疼痛,部分病人可逐渐发展为明显的无力及麻木,出现早期反射不对称及一定程度上的感觉运动障碍;肿瘤单纯累及骶丛时,背部疼痛持续而剧烈,常伴会阴部感觉的缺失及如厕障碍;肿瘤侵袭脑神经,引发神经损伤及神经周围软组织及骨骼的炎症、溃疡,可出现类似于三叉神经痛或舌咽神经痛的症状,剧烈疼痛,伴发感觉障碍及突发性的跳痛,累及整个神经分布区域时,甚至吞咽、咳嗽、说话等无意识的动作都可能引发疼痛。镇痛药物的效果不确切,需要采用多种综合治疗的方法镇痛。

4. 癌性胸痛、肝痛、肠绞痛综合征　原发癌为支气管癌、乳腺癌等,常见下季肋部、胸壁的剧烈疼痛;肝癌病人的癌肿压迫肝区时,出现季肋下持续性钝痛,可在向前弯腰和活动时加剧,平卧或轻抚肝区时疼痛减轻;当腹腔或盆腔肿瘤压迫、粘连,侵蚀平滑肌、静脉、淋巴管、自主神经或引起肠梗阻时产生肠绞痛综合征。疼痛为间歇性,位于脐周围或上腹,进食时加重,可通过按压腹部、局部热敷缓解疼痛。

五、影响癌性疼痛治疗的因素

影响癌性疼痛治疗的主要因素包括 3 个方面:病人及其家属的文化知识及理念;医疗卫生体制因素;治疗和护理实施者的疼痛管理理念与能力。病人及其家属认为癌症不可避免地伴发疼痛,不主诉疼痛,害怕疼痛治疗分散医生的注意力,更多的是认为阿片类药物易成瘾,对使用阿片类药物心存恐惧,且药物不良反应大;社会对禁毒的宣传,一定程度上加重了人们对于止痛药物的恐惧及误解,同时还由于政府对限制性药物的严格管理、药品费用等问题;治疗护理的实施者存在接受相关教育缺失、知识量不足、疼痛管理方面的知识陈旧过时等问题,如认为疼痛不可避免、担心病人药物成瘾、不信任病人的疼痛主诉等,均影响对癌症病人的疼痛管理。

第二节　癌性疼痛的治疗方法

癌性疼痛的基本治疗方法包括有针对性的抗癌治疗和镇痛治疗。抗癌治疗包括手术治疗、放射治疗及化学药物治疗。镇痛治疗主要包括无创药物镇痛治疗、有创治疗(如神经阻滞和注射技术、植入性椎管内药物治疗和神经破坏术等)和心理治疗。

一、癌性疼痛的治疗原则

癌性疼痛具有复杂性,治疗需综合实施。根据病人的自身情况,评估其疼痛的性质、部位、程度、原因等,综合运用现代治疗手段,尽量为病人缓解疼痛,减少并发症的发生,改善生存质量。首先治疗肿瘤,对抗癌治疗敏感的癌症,肿瘤治疗能迅速而有效地缓解癌性疼痛。遵循从无创伤或低创伤性治疗到有创伤或高创伤性综合治疗。

目前认为通过使用合理的药物、合适的剂量及正确的给药途径与方法,能使大部分的癌性疼痛得以缓解。癌性疼痛治疗以 WHO 的三阶梯镇痛疗法为原则,药物镇痛根据疼痛的不同程度、性质及原因,单独和(或)联合应用以阿司匹林为代表的非甾体抗炎药物、以可待因为代表的弱阿片类药物、以吗啡为代表的强阿片类药物,配合其他必要的辅助药,可缓解绝大多数的癌性疼痛。

(一)WHO 的癌痛三阶梯镇痛法

药物止痛是控制癌痛的最基本的治疗方法。以 1986 年世界卫生组织

（WHO）推荐的癌症三阶梯止痛治疗原则作为癌痛治疗指南,可以使90%以上的癌痛病人得到缓解,部分病人因疼痛的减轻或消除,增加了战胜疾病的信心,提高了生存质量,最终延长生命。所谓三阶梯止痛疗法,就是指依据癌症病人的轻、中、重度疼痛程度,单独或联合应用镇痛药物来进行治疗。

1. 第一阶梯镇痛方案　用于表现为疼痛可以忍受,能正常生活,基本睡眠不受干扰的轻度癌痛病人。原则上口服非甾体抗炎镇痛药,代表药物有对乙酰氨基酚、塞来昔布、双氯芬酸等。

2. 第二阶梯镇痛方案　用于表现为持续性疼痛,睡眠受到干扰,食欲有所减退的中度癌痛病人。使用弱阿片类镇痛药物,代表药物有曲马多、可待因等。

3. 第三阶梯镇痛方案　用于表现为严重、难以忍受的剧烈癌性疼痛,睡眠和饮食受到严重干扰,一般的镇痛药和弱阿片类镇痛药已起不到充分镇痛效果的重度癌痛病人。正规使用强效阿片类镇痛药物,代表药物有吗啡、羟考酮控释片和芬太尼透皮贴剂等。三阶梯给药图见图9-1。

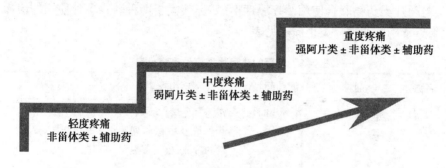

图 9-1　癌痛三阶梯给药法

（二）癌痛三阶梯镇痛疗法原则

1. 无创给药　以口服给药为主,对于胃肠道反应严重、吞咽困难或肠梗阻的病人可以经直肠和皮肤给药,如直肠栓剂、透皮贴剂等。

2. 按时给药　病人疼痛持续存在,须在一定的血药浓度下才能控制疼痛,因此止痛剂需要按规定的间隔时间给予,以维持止痛药物的血药浓度,而不是等病人疼痛发作时按需给予。对于暴发痛的病人在按时给药的基础上,可以按需给予救援剂量的镇痛药物。

3. 按阶梯给药　根据疼痛程度选择与之相对应的阶梯内的镇痛药,合理用药,最大限度地减少药物依赖的发生。联合使用阿片类和非阿片类药物,或联合使用其他抗抑郁、抗惊厥类药物辅助治疗。

4. 个体化给药　病人对药物的反应存在很大的个体差异,根据病人的疼痛程度、用药史及药物的药理学特点选择剂量。就阿片类药物而言,凡是能使疼痛缓解且无不良反应的剂量即为最佳剂量。

5. 注意具体细节 病人在使用镇痛药物时,要密切关注用药后的不良反应,及时恰当地预防、处理药物不良反应,减少病人的痛苦;使病人获得最佳镇痛效果,而不良反应最小。

（三）"弱化二阶梯"治疗理念

在2016年NCCN（National Comprehensive Cancer Network）成人癌痛指南中提出,对于轻中度疼痛,可考虑以低剂量阿片类药物替代弱阿片类药物与非阿片类药物联合镇痛。

二、癌性疼痛的药物治疗

（一）非阿片类药物

1. 药物适应证 作为第一阶梯的止痛药,水杨酸类、非甾体抗炎镇痛药、苯胺类等为癌性疼痛的首选药物,如阿司匹林、布洛芬、对乙酰氨基酚等。其主要用于治疗轻到中等程度的周围性疼痛,对骨转移性癌性疼痛使用效果较好,与阿片类药物联合使用治疗癌性疼痛,药效大于两种药物单独使用的镇痛效果。常用的非阿片类止痛药见表9-1。

表9-1 常用的非阿片类癌性疼痛止痛药

名称	剂量	服药间隔	作用原理	不良反应
阿司匹林	500~1000mg	4~6小时	作为氧化酶抑制剂,阻断外周及中枢前列腺素的合成,抗炎解热	胃肠不适、出血、肾功能损害及过敏反应等
对乙酰氨基酚	500~1000mg	4~6小时	选择性地抑制脑内前列腺素的合成,解热镇痛作用与阿司匹林相似,抗炎作用较弱,无抗血小板作用	肝、肾、血液、神经系统损害
酮洛芬	10~20mg	4~6小时	作为氧化酶抑制剂,阻断外周及中枢前列腺素的合成,抗炎解热	胃肠不适、出血、肾功能损害及过敏反应等
布洛芬	200~400mg	4~6小时	为前列腺合成酶抑制剂	偶见轻度消化不良、皮疹、胃肠道溃疡及出血、氨基转移酶升高

2. 药物不良反应的防治 第一次给药前,应询问病人的用药史,了解有无过敏现象,防止药物过敏反应;指导病人规律服药,防止疼痛复发;详细讲解

非阿片类止痛药的可能不良反应,缓解病人对不良反应的恐惧,增加服药的依从性;指导病人饭后服药或同时服用牛奶及抗酸药,防止非阿片类止痛药的胃肠道反应;用药过程中如出现胃部不适、牙龈出血、少尿、荨麻疹等症状时,及时告知医生,及时处理,将不良反应的影响减小到最低。

（二）弱阿片类药物

1. 药物适应证　当非阿片类止痛药效果不满意时,可使用作为第二阶梯的弱阿片类止痛药,见表 9-2。

表 9-2　常用的弱阿片类癌性疼痛止痛药

名称	剂量	使用方法	作用原理	不良反应
可待因	15~30mg	最大剂量为 60mg,与阿司匹林 250~500mg 或对乙酰氨基酚 500mg 合用,每 4~6 小时服用 1 次	阿片类 μ 受体激动剂	恶心、呕吐、便秘、眩晕等
右旋丙氧芬	50~100mg	最大剂量为 600mg/d,可与阿司匹林或对乙酰氨基酚合用	阿片类 μ 受体激动剂	嗜睡、头晕、头痛、恶心、呕吐、乏力等
曲马多	50~100mg	最大剂量为 400mg/d	阿片类 μ、κ、δ 受体激动剂,可同时抑制去甲肾上腺素能及 5- 羟色胺能神经纤维释放介质与突触前重摄取	出汗、眩晕、恶心、呕吐、口干、疲劳等

2. 药物不良反应的防治　强化病人服药期间禁酒,因弱阿片类止痛药与乙醇或其他中枢神经系统作用药物合用会引起急性中毒;长期使用弱阿片类止痛药可产生耐受性、成瘾性,应详细介绍药物不良反应及成瘾的相关知识,指导病人严格遵照医嘱服药,不得随意增减药量,以免产生成瘾或出现戒断综合征;对曲马多缓释剂,指导病人整片吞服,不可嚼碎或掰开。

3. 儿童癌性疼痛的治疗与成人类似,但因可待因和曲马多不再推荐应用于儿童,故儿童的治疗方案已简化为"二级镇痛阶梯疗法"。

（三）强阿片类药物

1. 药物适应证　中度及重度以上疼痛,且使用非阿片类止痛剂及弱阿片类止痛剂止痛效果差的癌痛病人选用第三阶梯止痛药。强阿片类药物止痛效果满意,但存在机体药物依赖性及耐受性问题,连续用药后停药即产生戒断症状,或重复使用药物效果逐渐减弱,需加大止痛药的使用剂量。用药须考虑如病人的年龄、性别、疼痛程度、癌症类型等多项因素,从小剂量开始逐渐加量。强阿片类药物的常用剂量见表9-3。

表9-3　强阿片类药物的常用剂量

药物	常用剂量	给药途径	作用持续时间（小时）
即释吗啡	5~30mg/（4~6）h	口服	3~4
硫酸（盐酸）吗啡控释片	10~30mg/12h	口服	8~12
芬太尼透皮贴剂	25~100μg/h	透皮贴剂	72
美沙酮	5~10mg/次	口服	24~36
哌替啶	25~100mg/次	肌内注射	3~4
盐酸羟考酮控释片	10mg/12h	口服	8~12

（1）吗啡:有即释吗啡与控释吗啡两种剂型。即释吗啡强效、短时（3~4小时）,适用于癌症发展的任何时期及临终关怀,长期使用也较安全。控释吗啡的药效可持续8~12小时,可以保证病人有较长的睡眠时间,减少疼痛对于病人睡眠的影响。两者联合使用,可在保证病人休息的同时,有效应对暴发性疼痛。

（2）美沙酮:半衰期较长,作用时间为6~8小时,单独使用初期难以达到有效镇痛,且较难快速调整剂量。

（3）芬太尼:作用时间约1小时,用于镇痛时需要持续给药,芬太尼透皮贴剂的镇痛效果可维持72小时。在持续使用芬太尼透皮贴剂镇痛时可使用芬太尼"棒棒糖"治疗暴发性疼痛。临床上一般先使用即释吗啡控制疼痛后,应用芬太尼透皮贴剂继续治疗。

（4）哌替啶:为强效、短时的阿片受体激动剂（3~4小时）。哌替啶重复使用会使其毒性代谢产物去甲哌替啶蓄积,去甲哌替啶的血浆半衰期是哌替啶的数倍,从而可造成中枢神经系统毒性作用,使病人出现震颤、混乱或癫痫发作等,不推荐此药用于慢性疼痛的治疗。

（5）羟考酮:羟考酮控释片有缓解和速释特点,起效时间和达峰时间与速释吗啡相似,用于缓解中、重度疼痛。

2. 药物不良反应的防治　主要发生于用药初期及过量用药时,防治不良反应可提高病人服药的依从性,预防和处理阿片类镇痛药物不良反应的措施被视为疼痛治疗计划的重要组成部分。

（1）便秘:是最常见的不良反应,病人难以耐受,且持续存在于阿片类药物镇痛治疗的全过程。

护理措施：①指导病人每天至少应保证水的摄取量达2000ml,饮用天然结肠刺激物(梅子汁),多吃含纤维素的食物,适当锻炼,养成规律排便的习惯;②适量使用番泻叶、麻仁丸或便乃通茶等缓泻剂软化大便;③如果病人3天未排大便应给予更积极的治疗,可遵医嘱灌肠通便。

（2）恶心、呕吐:在用药初期产生,发生率约30%,症状大多在4~7天内缓解,最后完全消失。

护理措施：①及时评估病人的胃肠道功能状况,便秘会加重恶心、呕吐,及时帮助病人解除便秘;恶心、呕吐持续1周以上者,遵医嘱减少阿片类药物的用药剂量,或改变用药途径或换用其他镇痛药物。②用阿片类药物的第1周内,服用甲氧氯普胺等止吐药预防,恶心症状消失后可停用止吐药。③运用中医疗法,取穴埋豆,按压足三里、内关等穴位止吐。④当病人出现恶心时,进食生姜、藿香、代代花等;呕吐后,及时用温水漱口,保持口腔清洁。⑤安抚病人情绪,解释恶心、呕吐的原因,使病人了解恶心、呕吐只是暂时现象,会逐渐缓解,以消除病人的紧张、恐惧,减轻病人的心理压力,增加病人的安全感。

（3）嗜睡及过度镇静:开始用药时可发生嗜睡及过度镇静,数日后多自行消失。病人出现过度镇静症状,遵医嘱减少用药剂量,待症状减轻后再逐渐调整剂量直至满意镇痛。病人过度镇静症状持续加重,应考虑病人是否存在药物过量中毒或呼吸抑制等严重不良反应,同时注意排除引起嗜睡及意识障碍的其他原因,如使用了其他中枢镇静药或高钙血症等。

护理措施：①仔细观察病人的精神状态,如出现嗜睡及过度镇静,及时通知医生,遵医嘱减少阿片类药物的用药剂量,或减低分次用药量而增加用药次数,或改变用药途径或换用其他镇痛药物;②指导病人服用茶、咖啡等饮食,调整嗜睡状态。

（4）尿潴留:病人表现为排尿困难或排尿不能等症状,使用镇静剂、腰椎麻醉术后、合并前列腺增生等可增加尿潴留的风险,如腰椎麻醉术后使用阿片类药物发生尿潴留的风险率可能增加至30%,而阿片类药物与镇静剂同时使用则尿潴留的发生率可能达20%。

护理措施：①解释和安慰,告知尿潴留只是暂时现象,消除病人的焦虑和紧张情绪。②观察病人的排尿情况,包括尿液的性质、颜色、量,一旦发生尿潴留,立即通知医生进行处理。③诱导排尿,利用条件反射如听流水声或用温水冲洗会阴诱导排尿,同时可按摩、热敷病人的下腹部,解除肌肉紧张,促进排尿,必要时行导尿术。病人出现难以缓解的持续性尿潴留时可换用镇痛药物。

（5）瘙痒:皮肤瘙痒的发生率低于1%。皮脂腺萎缩的老年病人、皮肤干燥、晚期癌症、黄疸及伴随糖尿病等病人,使用阿片类镇痛药时容易出现皮肤瘙痒。

护理措施：①合理进行皮肤保养，尽量避免搔抓，衣服宜宽大、松软，选用棉织品或丝织品内衣，不穿毛织品。②浴水温度以35~37℃为宜，不使用刺激性过大的洗浴用品。③饮食宜清淡、易消化，多食富含维生素C的蔬菜和水果，忌吃易过敏或有刺激性的食物如鱼、虾、蟹等和已证明能引起过敏的同类型食物；戒烟酒、浓茶、咖啡；保持大便通畅，能有效地将体内积聚的致敏物质及时排出体外。④轻度瘙痒可适当皮肤护理，无须全身用药。瘙痒症状严重者遵医嘱选择局部用药和全身用药，如抗组胺药物苯海拉明、托普帕敏、异丙嗪等。抗过敏药物有明显的镇静作用，使用时应加强观察，个体化调整用药剂量。过度皮肤干燥者可选用凡士林、羊毛脂或尿素脂等润肤剂。

（6）眩晕：眩晕的发生率约为6%。用药初期易发生眩晕，尤其是晚期癌症、老年人、体质虚弱、合并贫血等病人更容易发生眩晕。

护理措施：①指导病人发生眩晕时及时卧床休息，改变体位时动作缓慢，避免低头以及旋转等动作；②保持室内安静，无喧闹等嘈杂的声音，温度适宜，光线柔和；③设床栏，加强巡视，避免病人跌倒、坠床；④轻度眩晕可能在使用阿片类药数日后自行缓解，中、重度眩晕时遵医嘱服用抗组胺类药物、抗胆碱能类药物或催眠镇静类药物，以减轻眩晕症状，如苯海拉明25mg口服或美克洛嗪25mg口服。

（7）阿片类药物过量和中毒：用药剂量不当，尤其是合并肾功能不全时，病人可能出现呼吸抑制，呼吸抑制为阿片类镇痛药物的最严重的不良反应。

护理措施：①加强观察，出现呼吸抑制时，立即刺激病人的疼痛区域或疼痛敏感部位，疼痛可刺激病人恢复呼吸。②指导病人深呼吸，不能配合的病人实施辅助通气，帮助呼吸复苏。③遵医嘱使用阿片拮抗剂纳洛酮，0.4mg纳洛酮加于10ml生理盐水中静脉缓慢推注，必要时每2~3分钟重复使用；严重呼吸抑制时可将纳洛酮2mg加入500ml生理盐水或5%葡萄糖溶液中（4μg/ml）静脉滴注维持，大剂量的纳洛酮可使病人心动过速、血压升高、癫痫发作等，应根据病情调节输液速度，严密监测，直至病人恢复自主呼吸，并需考虑阿片类控释片在体内持续释放的问题。④口服用药中毒者必要时洗胃。

（8）药物滥用及成瘾问题：癌痛治疗过程中可能出现寻找非医疗所需的镇痛药物，即药物依赖性或成瘾。

护理措施：①理解药物耐受性、成瘾性和身体依赖之间的区别。药物耐受性是指重复剂量或重复给同类药物后，药物效应降低，增加有效剂量可减轻或者消除影响的一种药理反应。吗啡耐受表现为镇痛作用下降，持续时间缩短，需要增加用药剂量或频次；药物成瘾是指病人不可控制地想要一种物质来追求用后的欣快感，表现为不顾一切的觅药行为。阿片类治疗癌痛，病人成瘾少见;身体依赖是指长时间连续使用某药物后,突然停药或减少给药后,病人出现各种不适症状,不能忍受而重新用药。②建立医患信任,加强药物知识宣教,强调规范用药重要性,提高病人用药依从性。③严格遵医嘱按时服药,不擅自更改药物类型和剂量,及时评价疾病的进展和药物的镇痛效果。

(四)辅助镇痛药物

常用的辅助镇痛药物包括皮质激素类、抗抑郁药、抗癫痫药、苯丙胺类及其他可用的非甾体类受体拮抗剂、抗组胺类药物等。

1. 选择性抗抑郁药　具有镇痛和抗抑郁作用,此类药物的镇痛效应比抗抑郁作用时间早,一般为 3~7 天。目前认为三环类抗抑郁药的最佳适应证为各种神经源性疼痛,如中枢性疼痛、疱疹后神经痛、糖尿病神经病变等。此类药物中阿米替林使用最多,其次是丙米嗪。

2. 抗癫痫药　目前卡马西平、苯妥英钠、丙戊酸、加巴喷丁已广泛应用于神经源性疼痛的治疗,尤其是极其剧烈的阵发性撕裂样疼痛,当病人不能耐受三环类抗抑郁药物时,抗惊厥药物可作为二线药物,治疗稳定性、持续性的神经源性疼痛。

3. 皮质激素类　能有效治疗因颅内压增高及脊髓压迫引起的急性疼痛,对多种癌性疼痛综合征有镇痛效果,还可以改善病人的抑郁状态,增加食欲,间接镇痛。其起效迅速,需不断用药来维持效果。常使用地塞米松,短期不良反应少,而长期使用会出现体重增加、血压升高、胃溃疡等症状。

4. 双膦酸盐　主要用于治疗高钙血症,预防癌症相关的骨骼系统并发症,如抑制骨转移瘤产生的疼痛,骨质疏松、病理性骨折及骨关节运动障碍的发生。如奥帕膦酸钠可明显缓解骨骼疼痛,作用时间可继续 4~6 周。

三、癌性疼痛的化学治疗

(一)概述

通过化疗可缩小肿瘤体积,减轻肿瘤的压迫来镇痛。化疗镇痛适用于对化疗敏感和转移性肿瘤引发的疼痛,如淋巴瘤、白血病、乳腺癌等。联合化疗比单用一种化疗药有效,常用药物有多柔比星、柔红霉素、丝裂霉素、氟尿嘧啶等。实质性肿瘤的化疗效果差,若化疗一段时间后症状无改善可终止化疗。

(二)护理措施

1. 静脉给药护理　药液现配现用,剂量、浓度及使用方法严格按医嘱执行,准确无误,以免影响药效。保护静脉,使用外周深静脉置管(PICC)输液,防止药液外渗及外漏,一旦发生,立即停止用药,重新行静脉穿刺。渗漏处遵医嘱局部使用清热解毒、活血化瘀药外敷或做局部封闭,以保护局部组织,减轻组织损伤,促进药液吸收及防止感染。

2. 病情观察与记录 观察病人有无恶心、呕吐、耳鸣、心悸、神疲乏力、出血、脱发等不良反应,及时做好相应的护理。出现吐血或便血,疑似应激性溃疡时,立即报告医生,配合处理。恶心、呕吐者,安排在饭前进行化疗,或在化疗前1小时和化疗后4~6小时遵医嘱给予镇吐剂。

3. 饮食护理 治疗期间指导病人进清淡、营养丰富、易于消化的食物,注重食物的色、香、味、形,以增进病人的食欲,保证营养。可进食具有补血、养血、补气作用的食物,如红枣、人参、冬虫夏草等,以提高机体的抵抗能力。

4. 健康指导 治疗前做好化疗相关知识宣教,解除病人的精神负担,积极配合治疗和护理;鼓励病人适当运动及参加娱乐活动,尽量使病人在接受化疗的过程中处于最佳的身心状态;注意季节性防寒保暖,随时增减衣服,预防感冒等呼吸道疾病;保持皮肤清洁,预防皮肤感染;协助丧失部分生活自理能力的病人的生活护理。

四、癌性疼痛的有创治疗

(一)神经阻滞治疗

1. 概述 神经阻滞治疗为经皮将局麻药或神经破坏药直接注入神经节、神经干或神经丛及其周围,阻断疼痛信号传导,从而达到止痛效果的方法。物理方法阻滞,如热凝固和冷冻也可以阻断疼痛传导。无药物的毒副作用,损伤较小,见效较快,不会出现意识障碍,同时可改善食欲、缓解便秘等。

2. 护理措施

(1)术前准备:术前禁食6小时、禁饮4小时,以免术中呕吐发生误吸。建立静脉通路,备好抢救物品,指导病人运用评估工具描述自身疼痛程度,以便于术后观察。

(2)术后护理:①术后取合适的卧位,如腹腔神经丛阻滞和腰交感神经丛阻滞病人术后应俯卧适当时间,以便于注射药物顺利向椎前扩散。②一过性低血压护理,严密观察病人的血压变化,必要时遵医嘱使用升压药物。③腹泻护理,告知病人腹泻是手术成功的标志,耐心解释腹泻的原因,腹腔神经丛阻滞后神经兴奋性增强、肠蠕动加快导致腹泻,消除病人的紧张情绪。密切观察病人的大便情况,及时补充水分及电解质,预防脱水。④做好头痛、尿潴留、恶心及呕吐的相应护理。

(二)椎管内置管注药阻滞

1. 概述 椎管内注药与全身用药相比,具有用量少、作用强、不良反应轻、一次用药后镇痛效果持续时间长的优点,且对循环影响小,对运动神经元无影响。

2. 护理措施 ①硬膜外置管病人需妥善护理硬膜外导管,按要求及时更换敷料,指导病人勿牵拉置管,防止导管扭曲堵塞;②加强病人的病情观察,出现呼吸抑制、排尿困难及恶心、呕吐等不良反应应及时通知医生,配合医生进行处理。

（三）垂体破坏术

1. 概述　用于神经阻滞等不能控制的广泛性或弥漫性癌痛,也用于骨转移癌界限不清的疼痛。经鼻腔注入乙醇法破坏垂体,创伤小,镇痛效果确切,同时阻止肿瘤发展,使肿瘤消退。

2. 护理措施　①出现头痛、恶心、呕吐等不良反应,告知病人不必过于慌张,一般于术后数日内可自行消失。②出现尿崩症,严密观察并记录24小时出入水量,每4小时测1次尿比重,动态监测电解质、血糖、血渗透压。病人清醒时,经口补充水分及电解质,防止脱水;不清醒时,遵医嘱静脉补液。③尿崩脱水可导致皮肤干燥、弹性差、瘙痒等情况,易发生压疮,应做好预防压疮护理。

五、癌性疼痛的放射治疗

（一）概述

放射治疗可缩小肿瘤体积,减少肿瘤压迫和膨胀,避免肿瘤侵犯神经组织产生疼痛,减少或消除肿瘤相关的炎症等。其对肿瘤骨转移所致的疼痛效果好,对神经压迫导致的疼痛效果次之,对软组织的疼痛治疗效果不确切。放疗的效果与放疗治疗的剂量、肿瘤组织的敏感性及组织血运的丰富程度有关。

（二）护理措施

1. 照射野皮肤的护理　照射前做好健康宣教,让病人知道保护照射野皮肤能预防放射性皮炎。穿全棉柔软内衣,减少衣物摩擦。照射区域皮肤可用温水和柔软的毛巾轻轻沾洗,不能用肥皂擦洗或热水浸浴。不能用如碘剂、乙醇等刺激性消毒剂消毒,不使用化妆品,不贴胶布,禁止穿刺,防止损伤皮肤造成感染。

2. 饮食护理　进食高蛋白、高热量、高维素、低脂肪、无刺激性、容易消化的食物,注意食品的色、香、味,少量多餐,创造清洁舒适的进食环境。鼓励病人多饮水,每日3000ml以上,增加尿量,促进放疗所致的肿瘤细胞大量破裂、死亡而释放出的毒素迅速排出体外,减轻全身放疗反应。

3. 放疗注意事项　放疗病人进入放射治疗室时应将自身携带的金属物品如手表、钢笔、项链、耳环、义齿、钥匙等放于室外,以免增加射线吸收,加重皮肤损伤。

4. 头颈部肿瘤照射护理　清洁照射部位皮肤,可提高放射敏感性并预防感染。眼、耳、鼻可滴抗生素,必要时行眼或外耳道冲洗,鼻咽癌病人每日用生理盐水冲洗鼻腔1~2次。鼻塞可用润滑油湿润或滴用麻黄碱;不用含金属的眼药,摘掉金属义齿,降低眼结膜反应与口腔黏膜反应的发生率。指导病人使用氟制牙膏,口干时可用1%甘草水漱口或饮用麦冬、金银花茶,鼓励病人张口练习。喉癌病人由于反射功能降低,指导病人及时咳出痰液及脱落的坏死组织,预防误吸引起肺部并发症。

5. 食管癌照射护理　照射前告之病人,食管癌照射1~2周后可能出现食管黏膜充血水肿、局部疼痛、吞咽困难加重、黏液增多等不良反应,说明不良反应的原因为照射后组织水肿,而不是病情加重,减轻病人的焦虑。严重吞咽困难、进食后呕吐或随吃随吐的病人遵医嘱及时补液,防止病人营养不良及脱水。加强病情观察,若出现食管穿孔、出血等并发症,立即报告医生,禁食、禁饮。

6. 肺癌照射护理　对有刺激性咳嗽的病人,遵医嘱给予镇咳剂。若病人咯血,将头偏向一侧,开放气道,清理口腔,防止窒息,及时报告医生,按医嘱给止血药物。如有急性胸痛、胸闷、气急、发绀等表现,及时报告医生,注意病人有无张力性气胸的发生。同时做好发热护理并注意保暖。

7. 腹盆腔照射护理　腹腔、盆腔照射前应排空小便,减少膀胱反应。密切观察病人有无腹痛、腹泻、肠痉挛及休克等,及时发现肠狭窄、黏膜溃疡、出血甚至坏死等并发症;注意血性黏液便、里急后重等放射性直肠炎,尿急、尿频、血尿等放射性膀胱炎的发生;宫颈癌放疗期间观察阴道有无流血,同时向病人及家属说明照射后有闭经的可能性。

六、其他治疗方法

1. 癌性疼痛的心理治疗　自我控制能力的提高可以在一定程度上改善疼痛治疗,心理疗法可帮助病人减轻疼痛,预防疼痛发作。常用的心理疗法包括教育干预疗法、催眠疗法、放松及生物反馈疗法等。

2. 癌性疼痛的中医和物理治疗　中医推拿、针灸等,可通过疏通经络、改善病变部位血液循环、调整机体生理功能,起到镇痛作用;热敷或冷敷疼痛部位,可引起血管扩张或者收缩,改善局部血液循环,缓解疼痛。

3. 癌症的靶向治疗和免疫治疗　癌症分子靶向治疗指以癌症相关分子作为靶点,将药物、抗体等有效成分靶向定位于癌细胞及相关成分,从而达到治疗癌症的目的。分子靶向治疗优势明显,具有定向性及定位性。分子靶向治疗的开展可减少用药剂量,使治疗效果提高、毒副作用减少,是全世界癌症治疗的研究热点。

癌症免疫疗法广义上包括4种:非特异性免疫刺激剂、免疫过继疗法、免疫检查点阻断剂、癌症疫苗;狭义则指中间两种。非特异性免疫刺激剂在临床上开展最早,通过细胞因子活化调节免疫细胞,增强病人的免疫反应,从而达到杀伤肿瘤细胞的目的。免疫刺激剂如白介素、干扰素、胸腺五肽等。免疫过继疗法的临床应用最广泛,但国内尚存争议。治疗过程中,先抽取病人的自体免疫细胞,于实验室体外筛选并扩增,再回输到病人体内从而杀灭肿瘤。免疫检查点阻断剂可以关闭某些人体的自身免疫抑制机制,使得癌症细胞不能大量恶性增殖。癌症疫苗目前只有极少数产品上市,分为预防性疫苗与治疗性疫苗,可以在一定程度上预防或治疗癌症。

（谢晓炜　姜志连）

第十章　妇产科疼痛的护理管理

第一节　概　　述

妇产科疾病疼痛是女性疼痛诊疗中最常见的,发生年龄非常广泛,从情窦初开的少女到绝经以后的中老年妇女,都可能出现。如果疼痛不能得到及时有效的干预,会使病人的心理、生理、精神等多个方面受影响,生活质量和工作质量受到干扰。女性一旦出现腹痛,临床上往往会与妇产科疾病联系起来,包括月经疼痛、分娩疼痛、妇产科急腹症疼痛等。

第二节　月经疼痛的护理

月经疼痛又称痛经,是指月经期前后或行经期间出现下腹部痉挛性疼痛、坠胀,并伴有腰酸痛或全身不适,如头痛、头昏、恶心、乏力、腹泻、腰腿痛等,是年轻女性的常见症状,严重影响女性日常的生活质量和工作质量。

一、痛经的分类

月经疼痛分为原发性痛经、继发性痛经和充血样痛经3类。

(一)原发性痛经

也称功能性痛经,是指经过妇科临床检查,没有盆腔器官的明显异常改变,多见于青春期少女。初潮后的1~2年内开始发病,常发生于月经期的48~72小时,30岁以后发生率逐渐下降。多由以下原因导致:

1. 内膜管型脱落　即膜样痛经,由子宫排出内膜管型时所诱发的痉挛性疼痛,较少见。

2. 子宫发育不全　子宫发育停留在胎儿期或青春期阶段,月经量少,月经疼痛。

3. 其他方面　如子宫屈曲、颈管狭窄、先天性无阴道等。

(二)继发性痛经

继发性痛经是由于盆腔器质性病变引起的,可发生于不同年龄女性的行经前后或月经期,如子宫腺肌病、子宫畸形、慢性盆腔炎、子宫内膜异位症、子宫肿瘤等。

（三）充血样痛经

充血性痛经多因自主神经不稳定,盆腔血管充血导致,如子宫后位、早婚、早育及多产、盆腔手术、精神不稳定、长期站立工作等因素。

二、痛经的原因

痛经在女性中是非常普遍的症状,而痛经的原因是多元化的,生理机制尚不明确,可能包含以下原因:

1. 子宫过度收缩 如平滑肌缺血性痉挛痛。
2. 子宫位置异常 如子宫后屈或前屈。
3. 经血外流受阻 如子宫颈管狭窄。
4. 子宫发育不良合并血液供应异常,造成子宫缺血、缺氧。
5. 妇科疾病 如子宫内膜异位症、盆腔炎、子宫腺肌症、子宫肌瘤等。
6. 月经期前列腺素(PG)含量升高、黄体期黄体酮升高。
7. 精神心理因素 如工作压力大、紧张、焦虑等。
8. 经期剧烈运动、受风寒湿冷侵袭等。
9. 宫内节育器放置史。
10. 遗传因素。

三、痛经的临床表现

1. 疼痛的年龄与时间 以青春期、未婚女性多见,常在初潮后的 1~2 年内发病,30 岁以后发生率逐渐下降。疼痛最早出现在月经前的 12 小时,以月经时的前 24 小时疼痛最剧烈,且疼痛程度不一,持续 48~72 小时后缓解。继发性痛经会随着局部病变的加重而疼痛加剧。

2. 疼痛的性质 以坠胀痛为主,重者呈痉挛性疼痛,集中于下腹部正中,有时可放射至腰骶部和股内侧,伴有恶心、呕吐和腹泻等症状。严重的可伴有面色苍白、冷汗、手足发凉,甚至晕厥,随经血外流疼痛逐渐缓解。

3. 妇科检查 与痛经的病因相关的体征。

四、痛经的治疗

（一）药物治疗

1. 非阿片类镇痛药物 ①阿司匹林:为抑制环氧合酶和脂氧合酶的药,成人剂量为每次 0.3~0.6g,一日 3 次,饭后口服,常见不良反应为胃肠道反应、肝肾功能异常、凝血障碍,故胃肠道合并溃疡者应避免使用,支气管哮喘者禁用;②吲哚美辛:是最强有力的 PG 合成酶抑制药之一,具有良好的镇痛作用,药物不良反应甚多,主要表现为消化道和中枢神经系统的不良反应;

③布洛芬：为非甾体抗炎镇痛药，成人剂量为每 4~6 小时 200 或 400mg，每日不超过 3200mg，胃肠道反应少，病人的耐受性良好，有胃肠道疾病者建议饭后服用；④其他药物：酮洛芬、甲氯芬那酸、双氯芬酸等。

2. 口服避孕药抑制排卵　由于原发性痛经仅见于排卵性周期，应用抑制排卵的方法治疗此类痛经能获得良好效果，最常用的是口服避孕药，适用于要求避孕的痛经妇女，有效率达 90% 以上。未婚妇女可行雌、孕激素序贯疗法减轻症状，常用药物有去氧孕烯炔雌醇片、复方孕二烯酮片。

3. 子宫松弛剂　子宫肌细胞含有 β_2 肾上腺素能受体，刺激此受体可使子宫肌肉松弛。近年来间羟胺及硫酸特布他林治疗痛经效果良好，不良反应有潮热、心悸、震颤等。

4. 钙离子通道阻滞剂　该类药物干扰钙离子透过细胞膜，并阻止钙离子由细胞内库存中释出，从而松弛平滑肌。常应用硝苯地平（nifedipine），月经前预先服用硝苯地平，每次 5~10mg 嚼碎后吞下，一日 3 次，3~7 天；也可疼痛时舌下含服，可出现头痛、心悸等不良反应，需注意观察血压下降情况。

5. 维生素 B_6 及镁 – 氨基酸螯合物　利用维生素 B_6 促进镁离子（Mg^{2+}）透过细胞膜，增加胞质内的 Mg^{2+} 浓度来治疗原发性痛经，每日用量为 200mg；亦可与镁 – 氨基酸螯合物联合使用，每种各 100mg，每日服 2 次，治疗 4~6 个月。

6. 其他内分泌制剂　如氟甲睾酮，自排卵前 4 天开始，每日用量为 6~8mg，连服 8 天。

7. 自动镇痛装置　将吲哚美辛或黄体酮附在宫内节育器上，置入宫腔可获长期止痛的效果。

（二）物理治疗

1. 针灸疗法　①温针：病人取俯卧位，常规消毒后，取主穴以胸椎 $_9$~ 腰椎 $_3$ 之督脉段，继用艾条做温和灸 10~15 遍，再依次在主穴每一椎体棘突下各灸 5 分钟，以不烫伤为度，每日 2 次，6 日为 1 个疗程，治疗 3 个疗程。②电针：病人取仰卧位，常规消毒后，每次选 1 对主穴行针：太冲、足三里、三阴交、内关、肾俞；配穴：关元、命门，于月经来潮 3~5 日行第 1 次针，以后每周 1 次，3 次为 1 个疗程。③皮肤针加艾灸：主穴以中极、关元、血海、三阴交、曲骨为主。如效果不明显，加用或改用配穴如足三里、地机、太冲、商丘、合谷等。连接电针仪，用连续波，频率为 200 次 / 分，强度以病人能耐受为宜。每次均为 30 分钟，配穴亦施以电针，方法同上，每日 1 次。

2. 经皮电热神经刺激（TEHNS）　每次 20~30 分钟，每天 1~2 次，10 次为 1 个疗程。

3. 激光穴位照射　双侧三阴交、子宫穴，每个穴位照射 3~5 分钟，月经中期开始,隔日 1 次,5 次为 1 个疗程。

4. 推拿、按摩　用双手掌根反复揉搓腰部,用拇指按揉肝俞、肾俞、关元数分钟,再揉命门、肾俞等,至下腹微热,再按揉关元、太溪、三阴交。

5. 拔罐疗法　治疗痛经时,病人取俯卧位,取穴大椎、腰阳关、肝俞、脾俞、肾俞。

6. 中药治疗　根据痛经的病理机制,运用中药辨证施治。

(三) 运动疗法

采取运动疗法,以调节人的神经系统功能,增强新陈代谢,促进盆腔的血液循环,防止子宫淤血,从而达到治疗痛经的目的。

1. 侧身碰物　在离物体约 5cm 的距离侧身站立,抬起一手前臂,和肩一样平,肘部弯曲,用前臂和手掌贴在物体上,另一手叉腰,用力将胯部靠拢物体,两侧交替做,每侧练 10 次,共 10 个来回。在月经疼痛期时效果明显。

2. 膝胸卧位　弯腰,前臂屈曲,使胸部尽量向下压,臀部高高拱起,轻轻向前移动。坚持练膝胸卧位可矫正子宫位置,也有助于调节盆腔压力,解除盆腔淤血,早、晚各做 1 次。

3. 按摩腹部　仰卧,双手掌心对掌心来回搓热,将两手平放在耻骨上方的腹部,先十字法,后按顺时针方向按摩,直至局部发热为止,每日早、晚各 1 次。

4. 扭腰转臀　两脚站地上,与肩同宽,两手叉腰,两腿稍屈膝,腰胯放松,扭转腰臀部自左向右转动,顺时针、逆时针各转动 30 次,每日早、晚各 1 次。

5. 叉腰摆腿　一腿站稳,另一腿先前后摆动 20 下,再左右摆动 20 下,两腿交替进行,幅度由小变大,先慢后快,循序渐进。

6. 深膝蹲运动　两手平行向前,两腿下蹲,下蹲时全身放松,站立时肛门和阴道收缩,连续 30 次。

7. 叉腰转胯　两手叉腰,两脚分开与肩同宽,先用两胯左右旋转 20 下,再前伸后仰 30 下。

8. 伸腿抬臀　仰卧,两腿伸直抬起,两手托住臀部,使臀部尽量抬高,两腿尽量向上翘,此治疗痛经的姿势维持 2 分钟左右放下,每日早、晚各 1 次。

9. 捶打腰骶　两脚站地上,与肩同宽,两手握拳轻轻捶打腰骶部,双手交叉连续捶打 30 次,每日早、晚各 1 次。

(四) 手术治疗

1. 宫颈扩张及刮宫术　适用于已婚不孕的痛经病人。对于宫颈管狭窄的病人,用器械扩张宫颈有利于经血顺利排出,以减轻或缓解疼痛。同时检查子宫内膜并对其进行病理学检查,了解卵巢功能及内膜有无器质性病变。

2. 子宫悬吊手术 对于子宫后倾后屈者,可行子宫悬吊术以纠正子宫位置,有利于经血流通顺畅而达到缓解疼痛的目的。

3. 腹腔镜手术 在腹腔镜下既可确诊子宫内膜异位症引起的继发性痛经,也可进行多种手术,包括病灶清除、粘连分离等。通过手术,解除引起继发性痛经的原因,从而缓解疼痛。

五、痛经的护理

(一)重视心理护理

1. 正确认识月经的生理反应,消除疑虑,解除思想包袱。

2. 解释情绪紧张对痛经的影响,嘱病人情绪要放松,保持良好的心境,自我培养坚强的性格。

3. 转移注意力,如经期可以听歌、与好友交谈等。

4. 家属应给予精神上的支持。

(二)加强生活护理

1. 饮食护理

(1)月经未来潮时:多饮水及食用清淡、易消化的食物;多食豆类、鱼类等高蛋白食物,并增加绿叶蔬菜、水果的摄入。不要刻意吃甜食,如饮料、蛋糕、红糖、糖果。忌食生冷、辛辣刺激性食物,如寒性海鲜、碳酸饮料、酒类、冷冻食品、咖啡浓茶等。

(2)行经中:有大失血情形的女性,应多摄取菠菜、蜜枣、红菜(汤汁是红色的菜)、葡萄干等食物,以利于补血。

(3)适当配合药膳:如乌豆蛋酒汤、姜艾薏苡仁粥、益母草香附汤、山楂桂枝红糖汤、姜枣红糖水、姜枣花椒汤、韭汁红糖饮、山楂酒、山楂葵子红糖汤、月季花茶、红花酒等。

2. 生理卫生护理 生活有规律,劳逸结合;保证充足的睡眠,改善肌肉组织和脑神经的疲劳状态;注意保暖,保持血液循环通畅;保持大便通畅,防止便秘;注意经期卫生,选择透气、柔软材质的卫生棉,每次更换的时间间隔以不超过4小时为宜;内裤要勤换勤洗;大小便后要从前向后擦拭。经期禁止性生活及阴道用药,不坐浴或盆浴,不游泳。

(三)病情观察与护理

加强巡视,严密观察病人的呼吸、心率、脉搏、血压、意识等变化,以及月经的颜色、量、性状和痛经发作的时间、性质、轻重程度,并详细记录;如发现异常情况,应及时报告医生,遵医嘱给药,并注意用药后的反应。

第三节　分娩疼痛的护理管理

分娩是一种特殊的生理过程,分娩过程中疼痛普遍存在。分娩疼痛包括子宫收缩痛、宫颈扩张痛及盆底扩张痛,进一步的疼痛来自于腹膜和盆腔韧带。产妇在分娩期间容易对分娩疼痛产生焦虑、恐惧等心理,极易使分娩过程延长,可随即产生诸如产后出血、新生儿窒息、产后感染等并发症。因此,适宜的护理干预措施可帮助缓解产妇的分娩疼痛,减轻心理压力,减少并发症的发生。

一、影响分娩疼痛的因素

（一）生理因素

1. 子宫收缩引起疼痛。

2. 收缩的子宫移动可增高腹部肌肉张力。

3. 胎头压迫使会阴部被动伸展,产生会阴部固定性疼痛。

4. 分娩过程中胎儿压迫直肠、膀胱、尿道。

（二）心理因素

1. 分娩知识缺乏　孕妇和准爸爸没有分娩知识准备,对整个过程缺少了解,孕妇无法应对分娩而产生紧张、焦虑,分娩中不会利用相应的方法来缓解疼痛。

2. 过于紧张　源于自身的心理暗示或相互听说的分娩疼痛,某些孕妇平时对疼痛很敏感,这些因素对分娩妇女造成极大的心理压力,大多数孕妇对分娩疼痛存在异常恐惧的心理,过度的紧张会加剧孕妇分娩中的疼痛感,使孕妇产生一系列的神经内分泌反应,造成耗氧量增加、心脏负荷加重、血流量减少等。

（三）其他

分娩过程中产生的操作疼痛,如剖宫产手术。

二、分娩疼痛的机制和特点

分娩疼痛机制复杂,不同的产程阶段具有不同的特点。第一产程主要来自于子宫收缩和宫颈扩张。当宫颈扩张至 7~8cm 时,疼痛最为剧烈,痛觉刺激通过与交感神经相伴的内脏传入神经系统,T_{10}、T_{11}、T_{12} 和 L_1 节段传入脊髓,疼痛性质为钝痛或刺痛,疼痛主要在下腹部、腰部,有时髋、骶部也会出现牵拉感,疼痛特点为范围弥散不定、疼痛部位不确切,其性质属于"内脏痛"。第一产程后期和第二产程除上述来源之外,疼痛还来自于阴道和会阴部肌肉、筋膜、皮肤、皮下组织伸展、扩张和牵拉的冲动,由会阴神经传入 S_2、S_3、S_4 脊髓节段,疼痛性质为尖锐痛,定位明确,属于典型的"躯体痛",产妇会出现强烈的、不自主的"排便感"。进入第三产程后主要为子宫收缩和会阴创面的疼痛,在经历了第一和第二产程后,这时的疼痛一般显著减轻。分娩疼痛的强度通常与产妇的痛阈和分娩次数等有关。

三、分娩镇痛治疗要求

1. 对母婴安全且影响小,药物对母婴无毒性反应。
2. 药物极少通过胎盘屏障,不会造成胎儿宫内窘迫。
3. 易于给药,起效快,作用可靠,方法简便,满足整个产程镇痛的需求。
4. 避免运动神经阻滞,不影响宫缩和产妇运动。
5. 产妇清醒,可主动参与生产过程。

四、分娩疼痛的治疗

（一）药物镇痛

1. 麻醉药物镇痛

（1）哌替啶:适用于第一产程。可通过胎盘屏障,对新生儿的呼吸中枢有抑制作用。因此,使用哌替啶应该严格掌握给药时间,可分次小剂量给药,避免静脉注射,以免发生胎儿窒息。

（2）吗啡:作用强,极易通过胎盘,不良反应大。使用 20 分钟后抑制胎儿的呼吸功能,目前已被哌替啶所代替。

2. 镇静药物镇痛

（1）异丙嗪:与麻醉性镇痛药物在镇痛方面有协同作用,可减少其用量,不影响子宫收缩,且对宫颈有松弛作用。

（2）地西泮:不延长产程,其极易通过胎盘,常用剂量对胎儿和新生儿无影响。

目前,单一药物对分娩镇痛的效果不确定,且不良反应大,临床较少使用。

（二）区域阻滞镇痛

主要适用于第一、第二产程的分娩镇痛以及剖宫产或产钳的分娩镇痛。它包括以下几种:

1. 硬膜外阻滞 目前被认为是分娩镇痛的首选方法,镇痛有效率可达到 85%~95%。包括:

（1）间断硬膜外给药法:主张麻醉平面不超过 T_{10},宫口开至 8cm 时停止给药,镇痛期间检测胎心、子宫收缩、下肢肌力和血流动力学变化。

（2）持续硬膜外给药法:比间断硬膜外给药法更为安全,主要是通过与局麻药联合使用,以减少对运动神经的阻滞,使孕妇在产程中的活动性更为灵活。

（3）病人自控硬膜外分娩镇痛:由麻醉医生根据病人情况、所用药物的容量、镇痛泵的选择和间隔的设置来完成。与传统的硬膜外阻滞相比,作用持久,药物用量少,且在运动和感觉阻滞上相似。

2. 蛛网膜下隙阻滞　可产生 T_{10}、T_{11}、T_{12} 节段的止痛和麻醉作用,不产生交感神经阻滞,对新生儿无影响,血流动力学改变较小,妊娠高血压病人不建议使用。

3. 宫颈旁及阴部神经阻滞

（1）宫颈旁神经阻滞对第一、第二产程的分娩镇痛均有效。

（2）阴部神经阻滞仅对第二产程的分娩镇痛有效。

（3）对产力无影响,但可使胎心一过性减慢,有局麻药中毒的可能性,镇痛效果较差。

4. 连续骶管阻滞

（1）作用于 S_2、S_3、S_4 节段。

（2）用药量大,局麻药中毒者较多。

（3）孕妇不能使用辅力,无排便感,会使第二产程延长。

5. 蛛网膜下隙 – 硬膜外联合阻滞

（1）镇痛快速,效果较佳。

（2）药物的初始总量少,无运动神经阻滞。

（三）吸入麻醉药物镇痛

代表药为氧化亚氮,镇痛作用强,麻醉作用弱,25%~50% 为镇痛浓度用量,50%~75% 为麻醉浓度用量;通过呼吸道吸入含氧化亚氮及氧气混合气的麻醉药,可用于第一产程子宫收缩时。该法起效迅速,作用消失也快,不抑制子宫收缩和胎儿,产妇始终保持意识清楚,能与医务人员密切配合。

（四）非药物镇痛

1. 心理疗法　可很大程度地消除产妇的紧张情绪,达到减轻生产痛而完成分娩的目的。避免药物镇痛对胎儿和母体的影响。下面介绍几种用于分娩镇痛的心理疗法:

（1）自然分娩法:1933 年由英国的 Grantly Dick-Read 提出。对产妇及其家属进行解剖、生理、妊娠与分娩等知识教育,训练肌肉放松,指导分娩前期呼吸训练、产前体操,以达到分娩镇痛的效果。

（2）精神预防性分娩镇痛法:19 世纪 50 年代后期,以巴甫洛夫学说为理论基础,通过语言信号建立的条件反射,使皮质和皮质下中枢之间产生良好的调节,增强大脑皮质的功能,使之在无痛感下进行分娩。

（3）拉马策氏（Lamaze）法：1970 年由法国医生 Fernand Lamaze 将上述两法进行了改进与发展，成为当前欧美多国采用的分娩镇痛法。包含以下几个内容：

1）对孕妇及家属讲解有关分娩的生理知识，使产妇理解分娩过程，消除紧张情绪。

2）镇痛呼吸技术：孕妇出现子宫收缩开始和结束时，指导孕妇以鼻孔吸气，用嘴呼出，做深而慢的胸式呼吸，宫缩间歇时停止。在第一产程末期、宫口开全之前，用快而浅的呼吸和喘气；第二产程时向下屏气代替喘气，产妇屈膝，两手握膝。

3）按摩法：用于第一产程活跃期，宫缩时可在下腹部按摩或产妇取侧卧位按摩腰骶部，可与深呼吸相配合，宫缩间歇时停止。

4）压迫法：用于第一产程活跃期，让产妇双手拇指按压髂前上棘、髂嵴或耻骨联合，或吸气时用两手握拳压迫两侧腰部或骶部，可与按摩法交替使用。

（4）陪伴分娩

1）产妇待产和分娩时，由丈夫或其他家属陪伴。

2）导乐陪伴分娩：是由美国克劳斯医生（M.Klaus）近几年倡导的。产妇待产及分娩期间，由有分娩经验、沟通交流及支持技巧的妇女陪伴，加上使用无创伤导乐仪，阻断源自于子宫底、子宫体和产道的痛感神经传导通路，达到显著、持续无痛和顺利的自然分娩。这是当今心理疗法的重要模式。导乐可安慰产妇，消除疑虑，解除紧张与孤独，暗示或鼓励产妇增强信心，从而提高痛阈，减轻生产痛，而且能帮助产妇做按摩或压迫手法。在第一产程使产妇自由行动，经常改变体位，避免平卧位；第二产程时多解释、多鼓励，给予体力上的支持，使产妇在热情关怀、充满信心与希望中度过分娩。

2. 水中分娩　水的浮力让人肌肉松弛，使孕妇处于放松的状态，达到镇痛的作用。

3. 经皮神经电刺激　是将特定的低频脉冲电流通过皮肤输入人体以治疗疼痛的电疗方法。

（五）中医镇痛

包括按摩和针刺三阴交、血海、膻中穴等。

总之，非药物性分娩镇痛有一定的镇痛效果，但仍需配合药物疗法才能达到最佳镇痛效果。

五、分娩疼痛的护理

1. 产前教育　产妇入院后由责任护士配合医生对产妇进行全面的身体检查，了解产妇的心理、生理等相关情况后，有针对性地进行分娩知识宣教。

通过讲解、示范,配以电化教育,让产妇及家属了解分娩过程,增强产妇对分娩疼痛的认知,学会产时的助产动作,增加产时应对能力从而提高痛阈。减轻她们的思想负担,消除紧张、恐惧和焦虑不安心理,减轻分娩疼痛;对产妇进行呼吸法训练及触摸 – 放松运动的练习。

2. 饮食护理　根据分娩进程进行个体化的饮食指导。如第一产程半流质饮食或软食,如鸡蛋面、蛋糕、粥等,少食多餐;第二产程宫缩频繁、疼痛加剧,在宫缩间歇期给予果汁、牛奶等,让产妇精力充沛,提高其对疼痛的耐受度。

3. 体位护理　在不影响产程进展的原则下,让产妇选择舒适并能缓解疼痛的体位,如卧、走、立、坐、跪、趴、蹲等,仰卧位时头及肩下垫软枕,上半身略抬高,下肢屈曲,膝下垫软枕;侧卧位时背部用枕支撑,下肢屈曲,但需预防坠床与损伤等。

4. 心理护理　产妇的焦虑、恐惧等行为可加重分娩疼痛,疼痛又刺激产妇产生不良情绪。检查、治疗、护理操作时,动作粗暴、失误、失败等,态度冷漠,会使产妇紧张、恐惧、焦虑,加重分娩疼痛的敏感性,抑制宫口扩张,宫缩加强,剧烈阵痛,不良心理刺激还可能造成宫颈痉挛、扩张缓慢或水肿,使潜伏期、活跃期延长,导致心理因素的难产、宫缩乏力、痛觉敏感。护士应创造温馨的分娩环境,减少不良刺激,安慰、鼓励产妇,理解并尊重产妇分娩时的行为反应,让产妇的亲人或丈夫陪伴、导乐分娩等。让孕妇通过聆听其喜欢的舒缓的乐曲、观看 DVD、欣赏图片、深呼吸等放松法,帮助产妇放松自己的紧张情绪,减少对疼痛的专注程度,降低对疼痛的感受,提高痛阈。

5. 做好分娩个性化镇痛的护理　观察产程进程并进行疼痛评估与记录,选择个体化镇痛方法,做好相应的护理。给予合适部位的抚触和按摩,可以通过增加内啡肽的释放而缓解疼痛;指导孕妇在临产后采用 Lamaze 呼吸减痛法。

6. 用药护理　大多数麻醉性镇痛药能够通过胎盘屏障直接作用于胎儿,抑制胎儿的呼吸、循环中枢,其次可使产妇发生缺氧、低氧血症和高碳酸血症,从而影响胎儿。护士应严密监测胎儿和产妇,及时发现胎心音及心率变化等,特别注意产妇血压的变化,发现异常应及时报告医生。同时防坠床、防跌倒。

7. 产后健康指导　指导产妇及时正确地母乳喂养,给予产妇饮食和睡眠指导,鼓励产妇尽早下床活动,防止乳房下垂和产后肥胖,使产妇学会产褥期保健。对情绪波动或有抑郁倾向的产妇,护士要帮助分析原因,鼓励其将不良情绪发泄出来,给予必要的心理疏导及暗示疗法,并能积极地对待和处理围生期的各种变化,使产妇安全渡过围生期的情感脆弱阶段,保障产妇的身心健康,减轻产后疼痛。

第四节　妇产科急腹症疼痛的护理

妇产科急腹症是由女性生殖器官疾病引起的以腹部疼痛为主要症状的一类疾病,其主要临床表现为腹部疼痛、阴道流血、腹部包块、白带增多、休克等。对妇产科急腹症病人必须先明确诊断,后处理疼痛,从而进一步缓解症状,减轻病人的痛苦。

一、分类

(一)异位妊娠破裂或流产

异位妊娠是指受精卵在子宫体腔以外的部位着床发育,也称宫外孕。包括输卵管妊娠、宫颈妊娠、输卵管间质部妊娠、残角子宫妊娠、阔韧带妊娠、腹腔妊娠等,妊娠破裂出血而产生疼痛。具有以下临床特点:

1. 多有停经或持续性阴道不规则出血史。

2. 病人突然发作一侧下腹刀割样、撕裂样疼痛,逐步发展为全下腹和全腹锐性疼痛,可出现腹部肌肉紧张及反跳痛。

3. 腹腔及后穹窿穿刺抽到不凝血液。

4. 人绒毛膜促性腺激素(HCG)测试阳性。

5. 严重者有休克表现。

(二)卵巢破裂

卵巢中的卵泡、黄体、黄体囊肿、肿瘤在各种因素的作用下发生破裂、出血,引起组织物弥漫至腹腔,刺激腹膜引起腹部压痛及反跳痛,伴腹肌紧张。有卵巢巧克力囊肿破裂、卵巢黄体囊肿破裂、卵巢肿瘤破裂等。具有以下临床特点:

1. 多于月经中期或月经前突然发生。

2. 病人突发一侧下腹刀割样疼痛,逐步发展为全下腹或全腹疼痛,可出现压痛、反跳痛和腹部肌紧张,叩诊可有移动性浊音。

3. 盆腔检查　卵巢巧克力囊肿、卵巢黄体囊肿破裂可有宫颈举痛,后穹窿饱满,附件包块边缘不清,后穹窿穿刺可抽到不凝血液;卵巢囊肿或肿瘤破裂可有宫旁压痛,包块子宫,直肠窝结节;后穹窿穿刺可抽到淡咖啡样液。

(三)卵巢囊肿或肿瘤蒂扭转

卵巢囊肿或肿瘤病人突然改变体位或肠蠕动,可发生顺时针或逆时针的囊肿或肿瘤蒂扭转而产生下腹剧痛。当扭转蒂部自然复位或肿瘤完全坏死时,腹痛可减轻。具有以下临床特点:

1. 病人突发一侧下腹剧痛,常伴恶心、呕吐,甚至休克。

2. 腹部检查扪及包块,张力高,局部有压痛,以蒂部最明显。

3. 早期无腹膜炎体征,当器官缺血坏死继发腹膜炎后,体征才明显。

(四)生殖器附件炎

生殖器附件包括子宫、输卵管、卵巢及盆腔周围的结缔组织。生殖器附件炎是由致病微生物侵入生殖器官附件后发生感染,包括输卵管炎、卵巢炎、盆腔腹膜炎等。这些炎症长期不愈导致炎性渗出或扩展,渗出物积聚引起腹膜炎而导致疼痛,包括慢性附件炎和急性附件炎。具有以下临床特点:

1. 慢性附件炎

(1)反复发作,迁延日久。

(2)病人有下腹部坠胀、疼痛及腰骶酸痛等症状。

(3)月经失调,阴道分泌物增多、有异味。

(4)妇科检查双侧或单侧附件区有压痛,白细胞计数升高或正常。

2. 急性附件炎

(1)急性单侧或双侧下腹痛,双侧居多,腹压增加,腹痛可加重。

(2)全身感染症状,如发热。

(3)阴道分泌物增多,有异味。

(4)妇科检查双侧附件区压痛及反跳痛明显;双合诊宫颈举痛;肛门指检骶窝有触痛。

(五)处女膜闭锁

处女膜是位于阴道外口和会阴交界处的膜性组织,正常的处女膜分为有孔型、半月形、筛状、隔状、微孔型。如完全无孔隙,则为处女膜闭锁。青春期月经初潮后,由于处女膜闭锁月经血不能排出体外,积存于阴道内,继之扩展到子宫,形成阴道、子宫、输卵管积血,因此病人可出现逐月加剧的周期性腹痛。具有以下临床特点:

1. 青春期后无月经初潮。

2. 逐渐加重的周期性下腹痛。

3. 下腹部包块,有压痛,并且逐月增大。

4. 严重时伴有便秘、尿频或尿潴留、便秘、肛门坠胀等症状。

5. 妇科检查见处女膜向外膨隆,表面呈紫蓝色,穿刺可抽出褐色不凝固积血。

(六)非产科因素的子宫破裂

可分为在诊断过程中因医疗器械所致的子宫穿孔破裂和不明原因引起的自发性子宫破裂,本节主要阐述后者。常见有侵蚀性葡萄胎、绒毛膜癌侵蚀子宫肌层,穿破子宫壁,引起出血。临床特点主要有:

1. 下腹痛。

2. 腹部有移动性浊音,压痛及反跳痛。

3. 休克体征。

4. 妇科检查盆腔可触及包块,宫颈举痛。

二、急腹症疼痛的治疗

妇科急腹症的处理原则与其他急腹症一样,在未明确诊断之前,禁用镇痛药及灌肠。明确诊断后,可针对不同的原因采取相应的非手术治疗和手术治疗。

(一)非手术治疗

1. 一般治疗　卧床休息,对症处理。

2. 药物治疗　明确病因,做到正确、合理用药。

3. 物理治疗　采用理疗,如用激光、微波、离子透入等进行治疗,使局部病变得到改善。

4. 中医治疗　根据中医辨证论治方法,合理运用中药。

(二)手术治疗

1. 保守手术　主要用于未产妇以及生育能力较低的,但又需保留生育功能的妇女。如对侧输卵管已切除或有明显病变,可行保守手术,以保留输卵管、卵巢及其功能。

2. 根治手术　若经保守治疗无效者,腹痛不缓解,而且逐渐加重,出现内出血并发休克的紧急情况,应在积极抗休克的同时,立即实施根治手术,如切除病侧输卵管和卵巢。

三、急腹症疼痛的护理

(一)急救护理

立即对病情进行护理评估,协助进行止血、吸氧、配血等急救护理。病情严重需手术治疗者,护士要做好术前准备。

(二)一般护理

1. 耐心倾听病人的陈述,认真观察病人的表情特征和体位,为治疗护理提供可靠信息。

2. 监测生命体征,特别注意体温的变化,适时使用抗生素预防感染,高热病人做好降温处理。

3. 注意阴道出血的情况,及时做好抢救措施。

(三)疼痛护理

1. 建立疼痛评估记录表　观察并记录疼痛的性质、部位、程度、起始和延续时间、发作规律、伴随症状及诱发因素。

2. 绝对卧床休息　选择减轻疼痛的姿势与体位,减少腹部压迫。

3. 配合医生针对病因治疗。

4. 术后疼痛管理。

（四）心理护理

病人及其家属往往表现出惊慌、恐惧、焦虑等不良情绪,特别是育龄妇女,担心疾病会影响生育,因此要做好心理护理,缓解病人的心理应激反应,使病人树立增强战胜疾病的信心。

1. 心理支持法

（1）耐心倾听病人的诉说,接受病人对疼痛的反应,建立良好的护患关系。

（2）解释疼痛的原因、机制,介绍减轻疼痛的措施,有助于减轻病人焦虑、恐惧等负面情绪。

（3）关心体贴病人,介绍同病种、已恢复的病友与其交谈,给予积极暗示。

（4）做好家属的工作,争取家属的支持和配合。

2. 认知疗法

（1）鼓励病人主动诉说。

（2）发现问题后,我们可以说"如果你能够配合我们进行各项检查与护理工作,相信一定能够取得好的结果"。

（3）指导病人学会放松身心,减轻肌肉紧张度;听音乐、与家人交谈、深呼吸、放松按摩等方法分散病人的注意力。

（4）引导想象:指导病人利用对某一令人愉快的情景或经历的想象的正向效果,来逐渐降低病人对疼痛的意识。

（卿美英　陈谊月　伍晶晶）

第十一章 临终关怀中的疼痛管理

第一节 概 述

一、临终关怀的定义

临终关怀（hospice care）是人类社会最具人性化的表现，是人道主义在现代社会的最高体现之一，也是以人为本的具体表现。它是由社会各层面（医生、护士、社会工作者、志愿服务人员、政府和慈善机构）组成的机构或团体为生命处于晚期的病人提供生理、心理和社会全面的支持与照顾，创造一种安祥舒适和充满温情的临终环境，提高病人临终阶段的生命质量和价值，让他们带着尊严、愉快、满意且不留遗憾地离开人世。

世界卫生组织（WHO）指出，临终关怀是对无治愈希望病人的积极与整体性照顾，其目的在于确保病人及其家属最佳的生活品质；临终关怀以控制疼痛、缓解病人的其他相关生理症状，以及解除病人生理、心理与灵性层面的痛苦为重点；强调的是通过服务者为病人提供保守性的治疗和支持性的照顾，尽可能地使病人有尊严地、平静安祥地告别人世。与此同时，向病人家属提供支持系统与哀伤辅导。

二、治疗理念

控制并减轻病人的疼痛是临终关怀的重要内容。国外文献报道，对 9150 例被诊断为 9 种威胁生命的病人的研究发现，6 个月的死亡率达 47%，其中 50% 的病人有轻、中度疼痛，5% 的病人临终前 1 周左右呈高度疼痛。据美国临终关怀组织统计，临终关怀对象 60% 为癌症病人。因此，有效地控制疼痛、从多方面照顾他们、减少他们的心理和生理痛苦、增加他们的舒适感，对改善临终病人的生活质量有十分重要的意义和作用，甚至比延长生存时间更有价值。

临终疼痛病人的治疗应遵循以下理念：

1. 正确的疼痛评估　在明确疼痛的原因、性质、部位和影响因素的同时，认真规范地评估疼痛强度，并让病人和家属一起参与评估。

2. 合适的治疗手段　根据评估情况，选择合适的疼痛治疗方法，权衡治疗手段时，选择最理想的镇痛策略和方法，应用药物镇痛时考虑药物价格和给药技术的可行性；应根据病人的具体情况选择恰当的给药途径，首选无创给药,无效或无法采用无创给药时则考虑有创给药,首选口服给药,亦可采用舌下含服给药和直肠给药。长时间无创给药后镇痛效果不佳或无法继续进行无创给药的病人,选择肌内、静脉、皮下、硬膜外腔和蛛网膜下腔及脑室内注射给药或病人自控镇痛泵(patient controlled analgesia,PCA)。

3. 三阶梯原则给药　按 WHO 的推荐应用"三阶段止痛治疗方案"选择治疗药物,并严格坚持按阶梯给药、联合给药、按时给药。疼痛治疗过程时间相对较长,在治疗期间一定要考虑药物对疼痛、躯体症状、心理、社会、精神、文化因素的影响,配合使用辅助药物和其他镇痛方法。疼痛经常在夜间加重,干扰病人睡眠,加重病人身体衰竭,应积极治疗失眠。

4. 个体化给药　根据病人的体质、爱好和耐受性,按个体需求选择药物,并视个体情况确定药物剂量;应对治疗效果进行正确评估,以利于随时有效地调整药物品种和剂量。

第二节　临终疼痛的护理管理

一、临终病人的疼痛特点

疼痛会给临终病人造成生理、心理、精神、社会关系等诸多方面的损害,各国护理界均对疼痛护理问题非常重视,提出将疼痛作为"第五大生命体征",护士每天像测量体温、脉搏、呼吸、血压一样,评估病人的疼痛并详细记录,制订适当的个体化的止痛措施,并将其纳入整体护理计划中。疼痛常常是临终期病人的主要症状之一,具有以下特点:

1. 疼痛进行性加重,且与病情恶化的程度呈正相关。
2. 疼痛剧烈,难以控制。
3. 形成疼痛 – 情绪低落 – 病情恶化的恶性循环。
4. 疼痛的性质多种多样。

二、疼痛对临终病人的身心影响

疼痛不仅会给临终病人造成身体上的痛苦,还会造成心理、精神上的痛苦,进而影响病人家庭及社会关系。疼痛对临终病人造成的痛苦以及躯体、心理、精神、社会 4 个方面的因果关系见图 11–1。

三、临终病人疼痛的护理管理

(一)疼痛评估与记录

1. 评估内容　护士在评估临终病人的疼痛程度时应综合、全面地考虑多

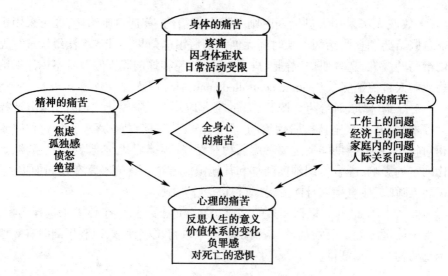

图 11-1 疼痛对临终患者的身心影响

种因素对病人的影响,不应只是机械性地用评估工具去测量具体的指标,还应密切注意临终病人的心理、精神状态和社会支持系统。临终病人的疼痛评估包括以下 3 个方面:

(1)病人的主诉:目前对疼痛进行客观量化的手段和方法有限,疼痛存在以及对其强度评估的可靠指标是临终病人的主诉。

(2)临床检查:①检查病人疼痛的部位、局部肌肉紧张度,并了解疼痛的性质及持续时间,在何种情况下疼痛加重,在何种情况下疼痛可以减轻;②测量脉搏、呼吸、血压及动脉血气等生理指标,身体语言和生理指标可帮助护士了解其疼痛程度。

(3)心理状况评估:评估临终病人从知情到临终经历否认、愤怒、协议、忧郁和接受 5 个时期的心理情况。如否认期,病人不承认自己得了绝症或是病情恶化;愤怒期,病人表现为气愤、暴怒和嫉妒。

2. 疼痛评估方法　疼痛是临终病人的主观体验和不良感受,护士凭经验很难对疼痛作出准确的客观评价。使用多种有关疼痛的测量工具,帮助临终病人更准确地表达自己的疼痛以及用药后疼痛缓解的状况。疼痛评估工具的选用参考第十二章第三节。

3. 疼痛评估记录　临终病人疼痛的评估和所做的干预结果记录是临终护理实践的重要组成部分,也是评估疼痛管理医疗护理水平的依据。记录疼痛的方法有多种,大致可以分为由护士完成的住院临终病人疼痛护理记录和由家庭临终关怀机构、社区临终关怀机构门诊病人完成的自我护理记录两种。

（1）住院病人疼痛护理记录：临终住院病人疼痛护理记录的内容较为详细完整，而且特点是形象、简洁详细。目前常用的疼痛护理单见图 11-2。

疼痛护理单

姓名_____ 性别___ 年龄___ 诊断___ 科室___ 床号__ 住院号_____

疼痛分类：□急性　□癌痛　□慢性非恶性疼痛（>6月）

入院时疼痛情况：　□无　□周期性疼痛　□活动时疼痛　□持续疼痛

疼痛部位：A_____ B_____ C_____ D_____

疼痛评估量表选择

□面部表情疼痛量表

0	2	4	6	8	10
无疼痛	有一点疼痛	轻度疼痛	疼痛明显	疼痛较严重	剧烈疼痛

□数字评定量表

0　1　2　3　4　5　6　7　8　9　10

无痛　　　　　　中等疼痛　　　　　　最痛

□词语描述量表

无痛	轻度痛	中度痛	重度痛	极度痛	最痛
0	2	4	6	8	10

疼痛评估：

日期								
时间								
部位								
活动情况								
疼痛评分								

护理措施：

1. 安慰病人									
2. 解释病情									
3. 卧床休息									
4. 患肢体位摆放									
5. 分散注意力									
6. 冷敷									
7. 热敷									
8. 理疗									
9. 针刺									
10. 通知医生									
遵医嘱用止痛药/PCA治疗	时间								
	途径								
	药品								
	剂量								
11. 其他									
拒绝治疗									
责任护士签名									

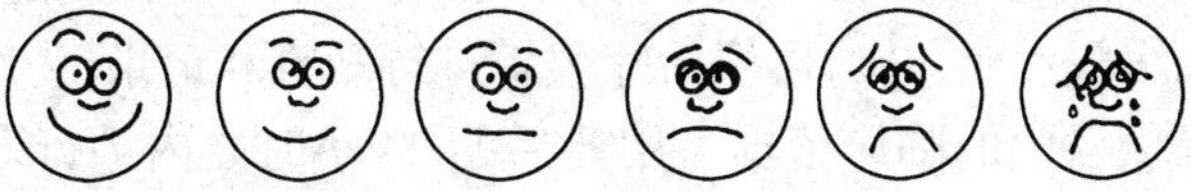

图 11-2　疼痛护理单

（2）家庭临终关怀机构、社区临终关怀机构门诊病人疼痛护理记录：家庭临终关怀机构的临终病人和社区临终关怀机构的门诊病人疼痛护理记录是在社区临终关怀护士的指导下，由病人自己做记录。疼痛记录对临终疼痛病人的作用：①帮助临终病人持续监测疼痛的强度以及治疗后的变化；②记录每次用药剂量及下次给药时间，为自我管理提供指导；③有利于医生、护士和病人之间的疼痛信息交流；④有利于提高临终病人自我控制疼痛的信心。

（二）临终病人药物镇痛护理实践优先考虑的问题

1. 镇痛药物的镇痛效果观察　临终病人疼痛控制过程中，护士协助医生为病人缓解疼痛，并对疼痛治疗效果进行观察和记录，为医生调整药物种类或剂量提供科学的临床依据。用药后的 24 小时之内进行多次的个性化疼痛评估，记录止痛效果，并及时告知医生止痛效果，将临终病人的疼痛程度维持在满意的水平。由于硬膜外麻醉止痛会影响交感、自主和运动神经，还应观察并记录病人的呼吸、血压、脉搏、血氧饱和度、尿量、液体输入量，同时还应注意检查病人的硬膜外插管部位有无渗漏或感染现象的发生。

2. 镇痛药物的不良反应观察　阿片类止痛药最常见的不良反应是恶心、呕吐、便秘和尿潴留，最严重的不良反应是呼吸抑制。痛觉消失后或增加阿片类药物用量时，临终病人可能出现意识改变，通常以嗜睡开始，逐渐发展到意识模糊或昏迷。意识状态的改变常发生于呼吸抑制症状之前；发生呼吸抑制的时间与阿片类药物的剂型、给药途径有关。如吗啡静脉给药 5~10 分钟后、肌内或皮下给药 30~90 分钟后、服用盐酸吗啡片 15 分钟后均可引起呼吸抑制，30 分钟后当血药浓度达到高峰时可能还会引起强烈的呼吸抑制，时间可长达 4 小时。评估和记录病人的意识变化有助于早期发现呼吸抑制，病人的意识状态评分在 3 分及 3 分以上，或出现瞳孔缩小、呼吸次数 <10 次 / 分、血氧饱和度低下时，立即报告医生，停止用药。配合医生做好紧急抢救准备。

（三）做好临终病人 5 个阶段的心理护理

临终病人从知情到临终将经历否认、愤怒、协议、忧郁和接受 5 个时期的心理变化，每期有其不同的心理特点，护士需主动积极了解各期情况，实施相应的心理护理，以减少焦虑与抑郁，提高痛阈，缓解疼痛。

（四）临终病人及家属的疼痛健康教育

1. 为了帮助临终病人能够准确地表达疼痛程度，在评估前需向病人及其家属提供通俗易懂的量表，并对病人和家属进行简单的培训，使临终病人及其家属了解测量疼痛的目的和方法。

2. 向临终病人及其家属介绍镇痛药和镇痛方法、所使用的镇痛药物及疗效和不良反应等，帮助临终病人消除担心药物耐药和成瘾的顾虑。

3. 告知临终病人应主动表达疼痛,忍受疼痛会影响睡眠和食欲,降低自身免疫力,影响自己和家属的心理状态。

4. 进行饮食指导,病人应进食高热量、高蛋白、容易消化的食物,注意色、香、味,以提高食欲;少量多餐,多吃水果。

（陈谊月　曹　翔）

第三篇
疼痛管理护士必备技能

第十二章 疼痛评估

第一节 疼痛评估的原则

一、常规评估

美国疼痛学会主席詹姆士·坎贝尔在2004年提出,疼痛作为继体温、血压、呼吸、脉搏之后的第五大生命体征,应对其进行常规的测定和记录。疼痛是病人的常见主诉,疼痛与疾病的产生、发展和转归密切相关,疼痛可以帮助临床诊断和鉴别疾病,亦是评价临床治疗和护理效果的重点指标。因此,应将疼痛评估列入临床护理常规监测和记录(每天至少1次)的内容,常规要求病人入院24小时内完成首次疼痛评估。

二、全面评估

近年来疼痛管理的模式发生巨大转变,当下不仅提倡控制疼痛,而且要综合管理疼痛,为规范疼痛治疗提供保障。疼痛评估是疼痛管理的首要环节,更是有效治疗疼痛的先决条件。但由于疼痛不仅与生理、病理有关,还受心理、情绪等因素的影响,因此进行疼痛管理时应对疼痛发生的原因、部位、类型、性质,诱发疼痛加重或减轻的因素,对重要器官功能的影响,心理精神因素,家庭及社会支持情况,以及既往史(如精神病史、药物滥用史)、疼痛治疗史和相应的检查等进行全面评估。

疼痛的评估方式可分为3种:病人自我报告法、行为观察法和生理指标评估法。鉴于疼痛是一种主观感受,只有遭受疼痛的个体才能体会到,所以病人自我报告法是最准确的疼痛评估方法。行为观察法如观察病人的面部表情、身体运动等,可为判断病人是否正在经历疼痛提供线索和依据,但通过对病人行为的观察所得到的疼痛评分并不完全等同于病人真正的疼痛强度。生理指标评估法通常包括评估心率、呼吸、血压、血氧饱和度、代谢及内分泌的变化等,但是这些生理改变并不是疼痛发生时所特有的,这些改变有时可能是由于压力、恐惧或焦虑引起的,因此该法也不能非常准确地评估病人的疼痛。综上所述,在临床工作中对于具有自我报告疼痛能力的病人,自我报告法是疼痛评估的"金标准"。对于新生儿和婴幼儿、认知障碍者、危重症病人、麻醉或昏迷者以及临终病人等特殊人群,疼痛评估存在一定困难,疼痛评估方法重要性的等级(表12-1)往往被推荐使用。

表 12-1　疼痛评估方法重要性的等级

Ⅰ	努力获得病人的疼痛主诉,它是疼痛评估的最可信的指标
Ⅱ	考虑病人是否处于疼痛或经历疼痛的治疗,如有可能假定疼痛是存在的
Ⅲ	观察病人疼痛的行为,如面部表情、哭喊、躁动及活动的改变
Ⅳ	评估病人的生理指标。但需注意的是,生理指标是疼痛评估的最不敏感的方法,并且生理指标可能是病人其他状况的信号(如低血容量失血)而非疼痛
Ⅴ	做一个镇痛试验(给予小剂量的镇痛药物来观察病人是否有疼痛行为的改变)来证实疼痛是否存在。如果疼痛存在,可为病人的疼痛治疗方案提供参考依据

三、量化评估

量化评估是指用某些测量标准对疼痛强度和性质等进行测定和定量分析,从而帮助医生对病人进行病情观察、诊断分级、选择治疗方案和治疗效果的评定。根据医院 JCI 评审标准,医院要基于医疗服务需求建立疼痛评估的实践标准,对疼痛评估的频率、内容、工具等作出规定。使用工具评估疼痛强度将有助于病人报告、描述及回忆疼痛经历,也有益于医务人员更准确地监测病人疼痛强度的变化。本章第三节详细介绍疼痛评估工具的使用。

四、动态评估

动态评估疼痛是在疼痛治疗过程中,评估疼痛的发作、治疗效果及转归,包括疼痛程度、性质变化情况,暴发性疼痛发作情况,疼痛减轻或加重因素,止痛药物的治疗效果及不良反应,其他镇痛方法的适应性及效果等。及时发现疼痛变化,选定有效的镇痛方法,及时调整止痛药物的类型和剂量,达到最佳镇痛效果。

第二节　疼痛评估的内容

疼痛是一种不愉快的感觉和情绪上的感受,并伴有实质上的或潜在的组织损伤,是机体组织对伤害性刺激的反应。疼痛发生时除了不愉快的情绪变化外,可伴随一系列躯体及内脏反应,同时还伴随害怕、焦虑、悲伤等情绪改变。因此,疼痛评估要考虑多个方面的因素,才能获得准确全面的信息。完整的疼痛评估内容应包括以下几个方面:

1. 病人的一般情况　包括病人的年龄、性别、职业、个性特征、文化背景、民族、宗教和家庭情况等。比如许多研究显示女性的痛阈较男性低,对疼痛的耐受力差;个性内向和疑病病人的痛阈低,对疼痛的耐受力差,容易出现情绪反应;个性外向稳定的病人有较高的痛阈,对疼痛有较强的耐受力;经验与记忆影响疼痛,幼年期父母对疼痛的处理直接影响成年后的疼痛体验。

2. 疼痛的部位　如病人体表部位疼痛,要确定疼痛范围,是否伴有外伤出血情况;若考虑为内脏痛放射到体表的疼痛,如胆道结石疼痛,最常见的放射部位是右肩部和右肩胛骨下角等处;胸部疼痛有胸壁疾病、心血管疾病、呼吸系统疾病、纵隔疾病等;腹痛应辨别是上腹痛还是下腹痛,上腹部痛可能是胃和胆道疾病等,下腹部疼多为妇科疾病;另外,还有头痛,上、下肢疼痛等。

3. 疼痛的性质　根据疼痛的性质可分为钝痛(酸痛、胀痛、闷痛)、锐痛(刺痛、切割痛、灼痛)、其他痛(跳痛、压榨样痛等)。胃痛可表现为上腹心窝处发生疼痛,其疼痛有胀痛、刺痛、隐痛、剧痛等不同的性质;主动脉夹层病人常以骤然发生的剧烈胸痛为主诉,其性质多为刀割样、撕裂样或针刺样的持续性疼痛,程度难以忍受。

4. 疼痛的时间　应包括疼痛开始时间、持续时间、有无规律性等。急性疼痛为新近发生、持续时间较短的疼痛,通常与损伤或疾病有关,如手术后、创伤或烧伤后疼痛、分娩痛、心绞痛、胆绞痛、肾绞痛、骨折痛、牙痛等;慢性疼痛则为持续较长时间(3个月以上)的疼痛,顽固性反复发作,临床较难控制,如晚期癌痛。

5. 疼痛的程度　疼痛是一种主观体验,病人表述的疼痛程度与医护人员理解的疼痛程度难达成一致意见,定量分析这种主观感受是临床工作所必需的。本章第三节将重点介绍疼痛程度评价工具的应用。

6. 疼痛的伴随症状　疼痛常有伴随症状,如局部有无红、肿、热、痛的炎症表现,有无肢体的功能障碍;腹痛是否伴有腹肌紧张、发热、胃肠道功能紊乱;头痛是否有脑膜刺激征的表现;有无生命体征的变化等。例如胃痛病人常伴食欲缺乏、恶心、呕吐、反酸、嗳气等上消化道症状;主动脉夹层病人可伴有烦躁、面色苍白、大汗、四肢厥冷等休克表现。

7. 疼痛对病人的生理、心理及行为反应 疼痛常发生生理、心理及行为改变,病人表现为哭泣呻吟、咬牙沉默,伴有痛苦表情、出汗、呼吸和心率增快等,评估时要注意是否存在被动体位,是否影响睡眠和休息、正常工作和生活,是否有抑郁、退缩等情绪变化以及家庭的支持情况。慢性疼痛病人往往伴有焦虑、抑郁等精神心理改变。

8. 与疼痛或诱发疼痛相关的因素 即疼痛与进食、月经周期、天气、体位、活动等是否有关系;是否存在诱发疼痛加重或减轻的因素,如血管性或颅内压增高所致的头痛可因咳嗽、打喷嚏、转头动作等加重;肌肉收缩性头痛可因活动或按摩而缓解。

9. 疼痛的治疗效果 对疼痛治疗效果的评价能及时发现病人的病情变化,为下一步治疗提供依据。如治疗后疼痛减轻,病情可能好转;治疗后疼痛反而加重,病情可能恶化。2016年4月《中国护理管理杂志》刊登张萍的一则疼痛案例分析,一位"眼内容物剜除加一期眼座植入手术"的病人,术后第3天护士查房时,病人主诉疼痛,护士安慰并要求病人放松;15分钟后再观察,出现痛苦表情,疼痛加重,疼痛评分为6分,医嘱给予口服止痛片,安慰并要求病人放松;半小时后,疼痛评分升至7分,通知医生查看病人并遵医嘱使用甘露醇降眼压;又过了半小时,疼痛评分为8分,并出现呕吐,检查包扎眼部的敷料,内层纱布湿润,呈淡粉色。护士及时报告医生,检查时发现病人眼后段的确存在出血,医生立即给予止血处理。病人渗血停止,疼痛完全缓解,安静入睡。此案例证明护士评估疼痛治疗后观察治疗效果的重要性。

第三节 临床常用疼痛评估
工具的选择与应用

疼痛评估是疼痛处理的第一步。疼痛评估工具很多,目前尚无一种方法或评价工具可作为疼痛评估的"金标准"使用。疼痛是病人的一种主观感觉与情感体验,促进及妨碍表达疼痛的因素也很多,很难用工具客观而精确地测量疼痛并与之比较。因此,选择一种简单、易行的疼痛评估工具是正确评估疼痛的前提。疼痛评估工具可分为单维度(unidimensional scales)和多维度(multidimensional scales)两种,前者是指基于病人的自我疼痛感觉来测量其疼痛的典型方法,主观性较强,有局限性;后者指采用生理和行为等多个指标进行主、客观两个方面的综合评估,包括病人生活的多个方面的观察,如情绪、精神、日常活动、人际关系、睡眠质量等。下面介绍几种临床常用的疼痛评估工具。

一、单维度疼痛评估工具

（一）成人用疼痛评估工具

1. 视觉模拟法（visual analogue scale，VAS）　设计一条长 100mm 的直线
（0 为无痛，100 为剧痛）为量尺。使用时由病人将疼痛感受标记在直线上，
线左端至病人所画竖线之间的距离即为该病人主观上的疼痛强度。目前已
经发展出很多改良版本，比如在量尺上增加可以自由滑动的游标及将量尺设
置成竖直形式，以便于卧床病人应用。虽然 VAS 是一种简单有效的疼痛测
量方法，但病人需要抽象思维，用笔标记线时需要必要的感觉、运动及知觉能
力，应用于老年人时应答失败率较高。因此，VAS 不太适合于文化程度较低
或认知有损害者。当 VAS 用于抽象思维能力轻度受损者时，垂直型较水平型
更好。

2. 数字评定量表（number rating scale，NRS）　是应用范围最广的单维度
疼痛评估量表。NRS 是在 VAS 的基础上发展而来的，这种方法较 VAS 更加
简便，更容易被病人理解，所以在临床工作中更常使用，但由于其不连续性，
故而不适用于临床科研。此方法由 0~10 共 11 个点组成，数字从低到高表示
从无痛到最痛，0 分表示不痛，10 分表示剧痛，由病人自己选择不同的分值来
量化疼痛程度。NRS 具有较高的信度与效度，易于记录，适用于文化程度相
对较高的病人。此方法的个体随意性较大，宜用于疼痛治疗前后的效果测定
对比。

3. 语言评分法（verbal rating scale，VRS）　由数个按照等级排列的描述
疼痛的词语组成，通常见到的是 5 点口述分级评定法（the 5-point verbal rating
scales，VRS-5），将疼痛分为轻微的疼痛、引起不适感的疼痛、具有窘迫感的疼
痛、严重的疼痛、剧烈的疼痛。另外，尚有 VRS-4（简便易理解，但不精确）、
VRS-6（客观，便于理解）等语言评分方法。Loos 等使用 VRS 和 VAS 对术
后病人的疼痛进行评估后发现，VRS 的评分失败率（2.8%）比 VAS（12.5%）
要低（$P<0.001$），提示 VRS 在术后疼痛评估中可能会对病人更有利。临床
上也可将 NRS 和 VRS 结合起来进行解释和限定，综合两者的优点进行疼痛
评估。

4. 长海痛尺　国内外有文献报道，视觉模拟量表（VAS）、描述疼痛量表
（VRS）及数字疼痛量表（NRS）之间有良好的相关性。第二军医大学附属长
海医院根据自己的临床经验及应用体会，制订出新的评估工具——长海痛尺
（图 12-1）。它是将数字疼痛量表（NRS）和口述分级评分法（VRS-5）有机
结合的一种疼痛评估方法，在 VRS-5 的基础上对疼痛标尺作出具体解释。因
此，长海痛尺能使病人更容易接受，结果相对准确，减少疼痛评估误差，并能够

随访治疗结果。它不仅解决了用数字疼痛量表 0~10（NRS-10）评估时随意性过大的突出问题，同时也解决了仅用口述分级评分法（VRS-5）评估时精度不够的问题，易于为护士和病人接受，提高疼痛评估的准确性。

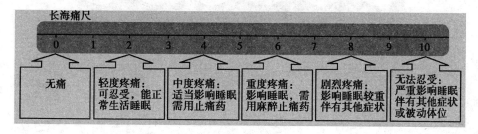

图 12-1　长海痛尺

（二）儿童使用的单维度评估工具

1. 五指疼痛评分模型（five-finger measure, FFM）　适用于 5 岁左右的儿童，因为儿童感性认识的启蒙教育从手指开始，他们对五指比较熟悉，易接受。在各个指上标明疼痛分数和语言描述，即大拇指标明 5 分，代表疼痛无法忍受，严重影响睡眠，伴有其他症状或被动体位；示指标明 4 分，代表疼痛剧烈，影响睡眠较重，需要用止痛药，伴有其他症状；中指标明 3 分，代表中度疼痛，影响睡眠，需要止痛药；无名指标明 2 分，代表轻度疼痛，适当影响睡眠，不需要止痛药；小拇指标明 1 分，代表轻微疼痛，可忍受，能正常生活、睡眠。研究表明，该方法亦适用于不同年龄、不同文化程度和视力、听力低下及语言交流障碍等特殊病人。

2. 面部表情评分法　面部表情评分法包括一系列进行性痛苦的面部表情，大多为评估儿童的疼痛强度而设计，被评估者选择代表其疼痛强度的面部表情，具有较好的信度与效度。常见的有 Wong-Backer 面部表情疼痛评定量表（Wong-Backer faces pain rating scale）和面部表情疼痛量表（faces pain scale, FPS）。

（1）Wong-Backer 面部表情疼痛评定量表：由 6 种面部表情及 0~5 分或 0~10 分构成，多用于 3 岁以上的儿童，使用时由患儿选择一种表情来反映最接近其疼痛的程度（图 12-2）。该法优点在于不要求读、写或表达能力，不需任何附加设备，没有特定的文化背景或性别要求，易于掌握。GARRA 等的研究发现，VAS 评分与 Wong-Backer 面部表情疼痛评定量表之间存在很好的相关性。

（2）Bieri 改良面部表情疼痛量表：为 6 个水平排列的面部表情，相比较于 Wong-Backer 面部表情疼痛评定量表更接近正常人的表情，易于掌握，不需任何附加设备，适用于 4~12 岁的患儿及老年人（图 12-3）。

图 12-2 Wong-Backer 面部表情疼痛评定量表

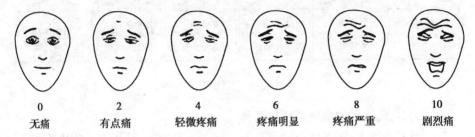

0	2	4	6	8	10
无痛	有点痛	轻微疼痛	疼痛明显	疼痛严重	剧烈痛

图 12-3 Bieri 改良面部表情疼痛量表

（三）新生儿/婴幼儿用疼痛评估工具

1. CRIES（crying, requires O_2 saturation, increased vital signs, expression, sleeplessness）评分 对患儿哭泣、呼吸、循环、表情和睡眠等表现进行评估（表 12-2）。分值为 0~10 分，分值越高，认为疼痛越严重。推荐用于婴幼儿术后疼痛评估。

表 12-2 CRIES 评估量表

内容	0	1	2
crying（哭泣）	无	哭泣声音响亮，音调高	不易被安慰
requires O_2 saturation（维持 $SpO_2>95\%$ 是否需要吸氧）	否	氧浓度 <30%	氧浓度 >30%
increased vital sights（循环体征）	HR 和 BP< 或 = 术前水平	HR 和 BP 较术前水平升高 <20%	HR 和 BP 较术前水平升高 >20%
expression（表情）	无特殊	表情痛苦	表情非常痛苦/呻吟
sleeplessness（睡眠困难）	无	经常清醒	始终清醒

2. FLACC 行为评分量表 适用于有术后疼痛及不适，不能精确表达的患儿（0~7 岁选择性外科手术术后的患儿），主要包括面部表情（facial expression）、下肢动作（legs）、活动（activity）、哭闹（cry）、是否易安慰（consolability）。评分

为上述 5 项指标的总和,最低为 0 分,最高为 10 分(表 12-3)。得分越高,表示疼痛不适越明显。研究表明该量表用于婴幼儿的疼痛评估是可靠、有效的。

表 12-3 FLACC 行为评分量表

内容	0	1	2
面部表情(faces)	无特定表情	偶尔面部扭曲或皱眉	持续颤抖下巴,紧缩下颚,紧皱眉头
腿部活动(legs)	正常体位或放松状态	不适,无法休息,肌肉或神经紧张,机体间断弯曲/伸展	踢或拉直腰,高张力,扩大机体弯曲/伸展,发抖
体位(activity)	安静平躺,正常体位,可顺利移动	急促不安,来回移动,紧张,移动犹豫	卷曲或痉挛,来回摆动,头部左右摇动,揉搓身体某部分
哭闹	不哭不闹	呻吟会啜泣,偶尔哭泣,叹息	不断哭泣,尖叫或抽泣,呻吟
可安慰度(consolability)	平静的,满足的,放松,不要求安慰	可通过偶尔的身体接触消除疑虑,分散注意力	安慰有困难

3. 新生儿面部编码系统(neonatal facial coding system,NFCS) 用于评估早产儿和新生儿疼痛。NFCS 有 10 项:皱眉、挤眼、鼻唇沟加深、张口、嘴垂直伸展、嘴水平伸展、舌呈杯状、下颌颤动、嘴呈 O 形、伸舌(只用于评估早产儿)。如果患儿无以上各项表现为 0 分,有其中 1 项为 1 分。NFCS 的总分为 10 项之和,最低为 0 分。早产儿最高为 10 分,足月儿为 9 分(因"伸舌"只用于评估早产儿),分值愈高表示疼痛愈严重。

(四)特殊用途的疼痛评估工具

上述几种评分方法主要反映疼痛的强度,不反映疼痛的范围;疼痛的范围及其变化也是疼痛定量分析的重要内容。有文献报道,体表面积评分法(BARS)(图 12-4)既能表示疼痛的范围,又能表示疼痛的程度。将人体表面分成 45 个区,每个区内标有该区的号码。与计算烧伤面积的方法有些相似,请病人将自己的疼痛部位在图中标出,利用不同的符号来表示不同性质的疼痛,并由病人在人体图上的相应位置标出确切的疼痛部位和范围。有研究表明疼痛图用于认知损害的老年人时被证明是有效度的测量工具。

疼痛区号	占体表面积百分比（％）
25，26，27	0.50
4，5，6	**1.00**
3，8，9，10，11，30，31，32，33	1.50
1，2，21，22，23，24，44，45	**1.75**
6，7，12，13，28，29，36，37	2.00
38，39	**2.50**
14，15	3.00
19，20，42，43	**3.50**
34，35	4.00
17，18，40，41	**4.75**

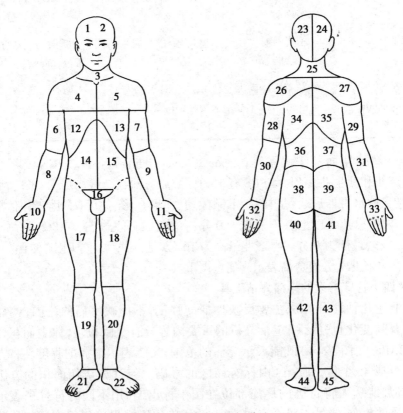

图 12-4　体表面积评分法

二、多维度评估量表

（一）多维疼痛问卷

1. McGill 疼痛情况调查表（McGill pain questionnaire，MPQ） MPQ 是众所周知的全面评估疼痛的多维测量工具，既可评估疼痛的情感及感觉方面，又可全面评估疼痛的部位、强度、时间特性等。MPQ 采用的是调查表形式，表内附有 78 个用来描述各种疼痛的形容词汇，以强度递增的方式排列，分别为感觉类、情感类、评价类和非特异性类 4 类。目前已广泛使用于临床疼痛评估和疼痛研究。除了疼痛描述语外，还包括评估疼痛空间分布的身体线图以及现存疼痛强度（present pain intensity，PPI）的测量。MPQ 具有很高的效度，但是要求病人有较高的阅读能力和智力水平。

2. 简化的 McGill 疼痛问卷 研究人员在 McGill 疼痛情况调查表的基础上设计了 McGill 疼痛问卷简表（the short-form MPQ，SF-MPQ）（表 12-4），它包含 15 个描述语及测定疼痛强度的疼痛分级指数（PPI）和视觉模拟评定法（VAS）。将疼痛程度用目测直观疼痛标尺表示，并在印好的人体正面、背面、侧面图上画出疼痛的部位（病人或护士画），护士记录疼痛的时间、性质、止痛措施及疼痛对病人的食欲、睡眠、注意力、情绪、社交活动的影响，包括 20 个类别，每个类别分为 25 个级别，具有操作简单方便、效度较高等优点。

表 12-4 简式 McGill 疼痛问卷

Ⅰ. 疼痛分级指数（pain rating index，PRI）的评定

疼痛性质	疼痛程度			
A 感觉项	无	轻	中	重
跳 痛	0	1	2	3
刺 痛	0	1	2	3
刀割痛	0	1	2	3
锐 痛	0	1	2	3
痉挛牵扯痛	0	1	2	3
绞 痛	0	1	2	3
灼热痛	0	1	2	3
持续固定痛	0	1	2	3
胀 痛	0	1	2	3
触 痛	0	1	2	3
撕裂痛	0	1	2	3

续表

Ⅰ. 疼痛分级指数（pain rating index，PRI）的评定

疼痛性质	疼痛程度			
B 情感项	无	轻	中	重
软弱无力	0	1	2	3
厌烦	0	1	2	3
害怕	0	1	2	3
受罪、惩罚感	0	1	2	3

感觉项总分_____　　　　　　　情感项总分_____

Ⅱ. 视觉模拟（visual analogue scale，VAS）评定法

无痛（0）_____剧痛（100）

Ⅲ. 现有痛强度（present pain intensity，PPI）评定分级

0 评无痛	1 轻度不适
2 不适	3 难受
4 可怕的痛	5 极为痛苦

3. 简明疼痛目录式调查表（the brief pain inventory，BPI） 是一种能够快速完成的多维度评估量表，包括了对疼痛的原因、性质和部位，以及疼痛对生活行为的影响等方面的描述词语，使用 NRS 来描述各个项目的程度。主要应用于术后病人的疼痛评估。该调查表项目设置简洁明了，一般仅需要 5~15 分钟即可完成评估，适用于各类人群。

4. Abbey 疼痛量表　共有 6 个条目，包括声音（呜咽、呻吟、哭泣）；面部表情（紧张、皱眉、痛苦、恐惧）；肢体语言改变（坐立不安、摇摆身体、回避）；行为改变（习惯改变、拒绝进食、越来越糊涂）；生理指标改变（体温、脉搏、血压、呼吸改变、出汗等）和躯体改变（皮肤、关节改变）。按疼痛程度每项分 4 个等级，未发现 0 分，轻度 1 分，中度 2 分，重度 3 分。总分在 0~18 分，0~2 分表示无痛，3~7 分表示轻度疼痛，8~13 分表示中度疼痛，>14 分表示重度疼痛。该量表可以用于测量急性疼痛、慢性疼痛及慢性行为疼痛急性发作。

5. 行为疼痛评分（behavior pain scale，BPS） 包括 3 个疼痛行为领域的评估，分别是面部表情、肢体活动、机械通气耐受性。每个条目 1~4 分，总分为 12 分。有研究结果显示，BPS 用于机械通气病人疼痛的评估是可靠有效的。

（二）特殊病人用疼痛多维度评估工具

1. 重症监护疼痛观察工具（critical care pain observation tool, CPOT）　重症监护疼痛观察工具（表 12-5）是专为机械通气病人而设计的。与 BPS 的观察指标相似，CPOT 同样使用疼痛相关的行为指标，总分在 0~8 分。CPOT 的可信度、特异度以及敏感度均较高；且与 BPS 相比较，CPOT 的描述词具有可操作性，其评分系统更具逻辑性。因此，对于机械通气病人疼痛的评估，比较而言 CPOT 比 BPS 更有优势。

表 12-5　重症监护疼痛观察工具（COPT）

指标	描述		评分
面部表情	未观察到肌肉紧张	自然、放松	0
	表现出皱眉、眉毛放低、眼眶紧绷和提肌收缩	紧张	1
	以上所有的面部变化加上眼睑轻度闭合	扮怪相	2
体动	不动（并不代表不存在疼痛）	无体动	0
	缓慢、谨慎的运动，触碰或抚摸疼痛部位，通过运动寻求关注	保护性体动	1
	拉拽管道，试图坐起来，运动肢体/猛烈摆动，不遵从指令，攻击工作人员，试图从床上爬出来	烦乱不安	2
肌肉紧张	对被动的运动不作抵抗	放松	0
通过被动的弯曲和伸展来评估	对被动的运动动作抵抗	紧张和肌肉僵硬	1
	对被动的运动动作剧烈抵抗，无法将其完成	非常紧张或僵硬	2
对呼吸机的顺应性（气管插管病人）或发声（拔管后的病人）	无警报发生，舒适地接受机械通气警报自动停止	耐受呼吸机或机械通气	0
		咳嗽但是耐受	1
	不同步：机械通气阻断，频繁报警	对抗呼吸机	2
	用正常的腔调讲话或不发声	正常的腔调讲话或不发声	0
	叹息，呻吟	叹息，呻吟	1
	喊叫，啜泣	喊叫，啜泣	2
总分范围			0~8

2. 交流障碍病人疼痛评估工具　交流障碍病人疼痛评估工具（non-communicative patient's pain assessment instrument, NCPPAIN）由 Snow 等提出，

包括4个主要部分：观察护理操作过程中病人有无疼痛出现、有无疼痛相关行为出现、疼痛部位和范围及评估疼痛强度。研究显示该工具简单,费时短,图文并茂,容易理解。

3. 活动 – 观察 – 行为 – 强度 – 痴呆病人疼痛评估量表　活动 – 观察 – 行为 – 强度 – 痴呆病人疼痛评估量表(mobilization-observation-behavior-intensity-dementia pain scale, MOBID)由 Huse 等提出,包括7个项目。MOBID是由医护人员引导被观察对象作出标准动作,然后观察其疼痛行为指标的出现情况,根据指标变化来进行疼痛强度评分。研究结果显示,MOBID具有良好的效度、内部一致性和测试者间信度。但对于引导病人被动活动作出标准化动作的做法颇具争议,此举可能造成医源性损伤。

（三）新生儿疼痛用多维度评估工具

1. 新生儿疼痛评估量表(neonatal infant pain scale, NIPS)(表12-6)　用于评估早产儿和足月儿操作性疼痛,它包括面部表情、哭闹、呼吸形式、上肢、腿部和觉醒状态6项。

表 12-6　新生儿疼痛评估量表

项目	0分	1分	2分
面部表情	安静面容,表情自然	面肌收紧(包括眉 / 额和鼻唇沟)	持续性大声尖叫
哭闹	不哭	表情痛苦,间歇性轻声呻吟	
呼吸形式	自如	呼吸不规则、加快、屏气	
上肢动作	自然 / 放松	肌紧张,腿伸直、僵硬和(或)快速伸直	
下肢动作	自然 / 放松	肌紧张,腿伸直、僵硬和(或)快速伸直	
觉醒状态	睡眠 / 觉醒	警觉、烦躁、摆动身体	

2. 早产儿疼痛量表(premature infant pain profile, PIPP)　由加拿大 Toronto 和 McGill 大学制订(表12-7),用于评估早产儿疼痛。PIPP 的总分为7项之和,最低为0分,最高为21分,分值 >12 分表示存在疼痛,得分越高,疼痛越显著。

3. 儿童医院低龄儿童疼痛评分量表(CHEOPS)　是对儿童术后疼痛的一种行为评价,可用于评估治疗儿童疼痛或不适的措施疗效,适用于 0~4 岁的患儿。CHEOPS 疼痛评分为7项评分的总和,最低为4分,最高为13分。

表 12-7　早产儿疼痛量表

项目	0分	1分	2分	3分
胎龄	≥ 36 周	32~35 周, 6 天	28~31 周, 6 天	<28 周
行为状态	活动 / 觉醒, 双眼睁开, 有面部活动	活动 / 觉醒, 双眼睁开, 无面部活动	活动 / 睡眠, 双眼闭合, 有面部活动	活动 / 觉醒, 双眼睁开, 无面部活动
心率最大值	增加 0~4 次 / 分	增加 5~14 次/分	增加 15~24 次 / 分	增加 ≥ 25 次 / 分
血氧饱和度最低值	下降 0.0%~2.4%	下降 2.5%~4.9%	下降 5.0%~7.4%	下降 ≥ 7.5%
皱眉动作	无(≤ 观察时间的 9%)	最小值(观察时间的 10%~39%)	中值(观察时间的 40%~69%)	最大值(≥观察时间的 70%)
挤眼动作	无(≤ 观察时间的 9%)	最小值(观察时间的 10%~39%)	中值(观察时间的 40%~69%)	最大值(≥观察时间的 70%)
鼻唇沟加深	无(≤ 观察时间的 9%)	最小值(观察时间的 10%~39%)	中值(观察时间的 40%~69%)	最大值(≥观察时间的 70%)

综上所述,对于语言表达能力和运动能力未受影响的病人来说,选择单维度疼痛评估量表测量疼痛较为容易,但是对于接受气管插管或阅读 / 运动能力受到严重影响的病人来说,单维度疼痛评估量表很难测量疼痛,结果的有效性也值得商讨。还需要指出的是,NRS、VRS 和 VAS 等疼痛评估方法仅仅属于单因素疼痛评估,很容易受到病人认知发展水平、行为和情绪等多种因素的影响。由于疼痛的多重性特征,使用单一疼痛评估方法难以对疼痛强度进行精确评估。多维度疼痛评估量表在一定程度上弥补了单维度在疼痛评估中所存在的缺陷。

疼痛评估是一个值得重视的问题。医务人员应注意避免影响准确评估疼痛的因素,针对不同病人的个体特点,选择合适有效的疼痛评定量表,努力收集完整的信息,以帮助临床医生更好地了解病人的疼痛,并以此作为制订疼痛治疗方案、选择最恰当的药物和方法的依据,减轻或解除病人的疼痛,促进病人康复。

第四节　疼痛评估中的注意事项

1. 全面正确地采集病史　疼痛是病人的主观感受和情绪体验,通过详细询问病史、体格检查、实验室检查及疼痛动态观察,对资料综合分析、评价,才能确定导致疼痛的因素,治疗原发性疾病。同时注意对治疗效果进行反复的评估,选择合理的持续治疗方案。

2. 相信病人的主诉　病人的主诉是评估疼痛的最重要的依据,使用疼痛评估工具定量评定疼痛程度时,一定要让病人自己说,不应将医护人员的观察代替病人的自身感受。

3. 选择合适的疼痛评估工具　尽管疼痛为病人的主观体验,但临床仍需要定量测定病人的疼痛强度、范围及其变化,帮助临床进行疼痛分级、病情观察、疾病诊断、选择治疗方案、评价治疗效果。临床实践中,没有一个工具能够适用于所有的疼痛评估。应根据评估工具的应用环境和病人情况,选择最适合病人的工具,以提高疼痛评估的准确性,利于疼痛的诊断与治疗。护士需要掌握各种疼痛评估工具的选择与使用,并教会病人和家属正确使用疼痛评估工具。

4. 选择合理的检查　病人疼痛并有其他伴随症状,应选择合理的检查,如剧烈头痛伴喷射性呕吐,怀疑颅内出血、肿瘤压迫引起颅内高压,临床常常使用 CT、MRI 等检查;胃痛应进行纤维胃镜检查;关节疼痛应进行关节 B 超检查等。

5. 注意病人心理状态对疼痛的影响　疼痛是一个生理过程,更是一个复杂的心理表现过程。许多查不出器质性原因的疼痛与心理因素有关,如紧张性头痛、癔症等。越来越多的临床研究证明适当的心理干预有助于缓解疼痛,心理治疗更是慢性疼痛整体治疗中的重要组成部分。不健康的生活方式、抑郁性疾病以及药物滥用史可使急性疼痛变为慢性疼痛。因此,疼痛评估应评估病人是否存在抑郁或焦虑、抑郁或焦虑的程度、过去是否有类似的感受、是否接受过心理治疗、是否有乙醇或药物依赖史等。

6. 注意疼痛治疗后的评价　反复进行镇痛药物效果和不良反应的评价是提高镇痛效果,减少药物不良反应的重要手段。对疼痛性质有所改变或出现新的疼痛应及时作出诊断性评价并修改治疗计划。

（姜志连　曹　翔）

第十三章 与疼痛病人的
沟通交流技巧

沟通交流是人与人之间的信息传递和交流、思想感情传递与反馈的过程,从而达到人们之间互相了解、协调一致、心理相容的目的。沟通技巧是指人通过口头、书面的媒介和肢体语言,明确而有效地向他人表达自己的想法、感受与态度;通过倾听、观察和感受来正确地解读他人的信息,了解他人的想法、感受与态度。在以病人为中心的整体护理工作模式中,与病人进行有效的沟通交流,可建立相互信赖的护患关系,病人更愿意主动表达疼痛感受,护士能够采集更多的信息以帮助病人减轻疼痛。

沟通可分为语言和非语言沟通两个方面。语言沟通是指使用语言并诱发语言的艺术和技术;非语言沟通则指表情、动作和举止行为等。护士与疼痛病人进行沟通时,也可应用 AIDET 沟通模式(即 A: acknowledge,主动问候病人;I: introduce,进行自我介绍;D: duration,持续时间;E: explanation,详细说明;T: thank you,表示感谢)深入地与病人交流,全面评估病人,帮助医生制订更准确的镇痛治疗方案,既可以让病人感受到尊重和关爱,又可以改善镇痛效果,提高病人的满意度。

第一节 疼痛评估中的沟通交流技巧

疼痛是病人的主观感受与情感体验,在疼痛评估中护士应注意沟通交流技巧,以获得较为有用的疼痛信息,作出正确的疼痛评估。

一、建立良好的护患关系

1. 使用合理的称呼,主动问候病人 责任护士主动问候病人,确认病人身份,给予病人尊称,护士对病人的称呼用词是否合适将影响护患交流效果,进一步影响疼痛评估的准确性。尊敬的称呼配上礼貌的言语,能赢得疼痛病人的尊重,是护士与疼痛病人沟通的首要环节。在维护病人自尊的基础上,护士可根据病人的年龄、身份、职业及文化层次的不同,尽量选择病人喜欢听的称呼。

2. 选择合适的词语和语调　疼痛病人往往有焦虑、恐惧及抑郁情绪,护士说话语调不好、询问问题用词欠准确、解释缺乏科学依据、使用深奥难懂的医学术语,会使病人和家属感到心理不适,加重心理负担,甚至导致不必要的医疗纠纷。温暖、热情、关怀的言语交谈会使病人感到莫大的慰藉,亲切、幽默、耐心的语言能很好地传递信息,改善病人及家属的情感体验。因此,护士与疼痛病人交谈时语调要柔和、声音要和谐、音量应适中,使人听后感到温馨、悦耳。

3. 具有同情心　护士对病人是否有同情心,是病人是否愿意和护士交谈的关键。病人感到护士缺乏同情心,就不会主动和护士交谈,不会对护士诉说自己的疼痛等,以及对病情的理解、担心和自我心理状态的描述等,护士就得不到病人的疼痛信息,进而不能给医生提供病人目前的病情信息,最终导致病人得不到恰当的治疗方法。因此,护士同情、关爱病人,相信病人的疼痛主诉,与病人产生共鸣,才能获得病人的信任,得到临床一手资料,及时报告医生并采取正确的止痛方法。

二、选择合适的相处方法

评估疼痛时,护士应了解病人的性别、年龄、文化程度、性格和个人经历等基本情况,同时关注病人的心理精神状态,不同的病人采用不同的相处方法沟通,如与年长病人沟通应尊敬病人;与同龄病人沟通应平等相待,看成自己的朋友;与患儿沟通应爱护、关心、抚摸。文化层次高的病人非常清楚自己的疼痛情况、所用止痛药物的作用和不良反应、目前采用的止痛方法等,护士要清楚这些知识,准确回答病人提出的问题并耐心解释;文化层次较低的病人缺乏对病情、疼痛的认识,护士应用通俗易懂的语言讲解病人需掌握的知识,必要时可重复解释并反问病人,了解病人的掌握情况。抑郁、焦虑病人敏感多疑,护士应多关心病人,注意说话的方式、方法。总之,护士应依据不同的病人,扮演不同的角色进行沟通,使病人予以接纳,达到有效沟通的目的。

三、鼓励病人表达疼痛感受

1. 开放式提问　开放式提问有助于病人开启心扉,能诱发病人说出自己疼痛的感觉、认识、态度和意识,有助于病人真实地反映疼痛情况。护士可用"怎么""什么""哪些"等开放式提问让病人充分表达自己的感受,来获取病人的疼痛信息。

2. 引导病人提供有效信息　对性格开朗的病人,可多给他们一些表达机会,让其说出自己的意见、观点和感觉,以便于得到完整、全面的资料;对沉默寡言的病人,用讨论的方式进行引导或重点询问,让病人主动诉说自己的疼痛感受,配合护士进行疼痛评估,寻求最佳的镇痛方法。

3. 学会倾听与沉默　病人表达疼痛的程度及感受时,护士要学会倾听与沉默,随病人述说的语言、声调、表情等加以点头和眼神的关注,使病人感觉到护士不仅是在听,而且已经体会到他的心情。沉默一般用于沟通中期,主要是给病人提供思考的空间。尤其悲伤时,护士沉默片刻,病人会感到护士在认真听他讲述,且已被感动,达到情感的交融,并给他继续讲述的信心,同时增加对护士的信赖感。

4. 适时反馈信息　反馈信息是指说话者所发出的信息到达倾听者,倾听者通过某种方式又将信息传回给说话者,使说话者的本意得以澄清、扩展或改变。病人和护士交谈时,护士对所理解的内容及时反馈给病人,例如适时地"嗯""对",同时护士反馈信息给病人,以得到病人的核实,避免理解偏差。评估镇痛药物效果和不良反应并及时反馈,是减少药物不良反应的重要手段,更是临床治疗疼痛的重要步骤,在临床治疗中应给予必要的重视。

四、运用恰当的表情及肢体动作

1. 恰当的表情　表情是情感的语言,与特定的环境、气氛相一致。询问时,护士应面带微笑,以体现尊重、友好的情感,使病人感到亲切、安全;当病人疼痛难忍时,护士应有同情的面部表情,使病人感觉到护士非常理解他的身心痛苦与处境。

2. 适宜的目光　目光是眼睛的语言、心灵的窗户,护士评估疼痛时,用亲切自然的目光,双眼平视病人的两眼到嘴之间,对视时间占沟通总时间的50%~70%,使病人感到舒适、轻松,觉得自己被重视,愿意主动配合护士完成评估。

3. 适度的触摸　评估病人的疼痛时,护士可采取与病人握手、抚摸痛处等动作,使病人感受到护士对他的关怀,传递支持的力量。但此法应综合考虑病人的性别、年龄、社会文化因素等,因人而异,否则会有负面效应。

第二节　疼痛治疗的沟通交流技巧

一、疼痛治疗前的沟通交流技巧

1. 主动自我介绍　主动介绍自己、负责治疗的医生与合作者的姓名、职务,突出在疼痛管理过程中的技能、职责和作用。语气要自信,使病人可以通过简短的话语了解疼痛治疗团队,突出团队的疼痛管理能力,使病人产生信任感。

2. 解释治疗方法、过程及持续时间　详细解释此次疼痛治疗的方法、过程和持续时间,让病人清楚地知道疼痛治疗方法、治疗过程、疼痛可能持续的时间;在控制疼痛的过程中,病人可能预期等待的时间,如果疼痛治疗效果不明显,及时与治疗组联系,采取相应措施;协助病人能够预期下一个环节可能出现的情况。

3. 教会病人和家属正确运用疼痛评价方法和工具　耐心教会病人和家属使用疼痛评价方法和工具,以便于使病人在任何时候都能得到准确的疼痛评估和全面的镇痛治疗。

4. 详细的药物知识宣教　护士应将镇痛方法、镇痛药物的名称、可能起效及有效作用时间、药物不良反应、治疗的并发症等详细地告知病人,让病人对可能出现的各种感受及处理方法等有较为全面的了解,使病人有心理准备接受因各种治疗带来的不适感,纠正药物成瘾性认知,避免情绪波动所带来的不良刺激。

5. 树立按时服药的观念　按时服药可使疼痛在未开始或刚开始时便得到控制,保持了体内的有效药物浓度,不仅能避免镇痛药剂量的逐渐加大,还可降低病人对疼痛的恐惧感。护士根据医嘱及病人病情,按时给予药物,询问并评估病人的疼痛缓解程度,及时将病人的病情反馈给医生,随时调整治疗方案。

6. 取得病人家属的支持　家属如果不能正确认识疼痛治疗的意义,其紧张、焦虑情绪将直接影响病人。在对病人进行宣教的同时,也应加强对家属的宣教,取得家属的支持,这将有助于病人缓解疼痛带来的压力,最终促进康复。

二、疼痛治疗中的沟通交流技巧

疼痛治疗中,询问病人有无特殊要求,尊重病人的个性特点,在不违背原则的前提下,尽量满足病人的需求。要以温柔的语气不断地询问和关注病人的感觉和要求,耐心倾听病人的反馈,适当地对病人进行鼓励,根据病人疼痛的程度给予恰当的肯定及安慰,以增加信任感和安全感;配以恰当的肢体动作,让病人感受到医务人员的关心和爱心,从而增进相互理解,增强其治疗的信心。

三、疼痛治疗后的沟通交流技巧

1. 告诉病人疼痛治疗中的情况,强调治疗后的注意事项,出现不适及时告知医护人员。

2. 反复评价镇痛药物的效果和不良反应是提高镇痛效果,减少药物不良反应的重要手段。护士应及时进行治疗效果的评价,耐心倾听病人治疗后的感受,及时发现不良反应。

3. 感谢病人在评估与治疗中的积极参与与配合、对护理工作的支持与理解等。

（赵兴娥）

第十四章 镇痛药物给药技术

药物镇痛是最基本的治疗疼痛的方法,如何给药发挥药物的镇痛作用,是这章重点讨论的问题。疼痛药物的给药方法繁多,随着新剂型药物的研究及不同病人对给药途径的不同需求,除口服、静脉等途径给药外,如透皮贴剂、直肠栓剂等其他无创性途径给药的应用日趋广泛。

第一节 镇痛药物口服给药技术

镇痛药物口服给药技术是将镇痛药物经口服后被胃肠道吸收进入血液循环,从而达到镇痛的目的。口服给药方式简便,不直接损伤皮肤或黏膜,药品生产成本较低,价格相对较低廉,病人易于接受,是阿片类镇痛药物的首选给药途径。

口服给药起效慢,个体剂量难以确定,药效易受胃肠功能及胃肠内容物的影响,多数镇痛药物会对胃肠道产生不良刺激,所以宜在饭后服用。口服给药一般适用于慢性疼痛、小型手术引起的疼痛及大手术疼痛减轻后由其他镇痛方式逐渐过渡的给药方式。鉴于口服用药的时效特点,达到镇痛所需的血药浓度的时间比较长,而且用药剂量的调整比较困难,口服给药不宜单独用于术后中、重度急性疼痛的治疗。早期术后疼痛可以使用长效且强效的口服药物,如阿片类镇痛药,或将口服用药与其他给药方式联合应用,以获得协同镇痛的效果。

给口服药物时,护士应告知病人镇痛药物的大概起效时间、可能的不良反应。服药 60 分钟后评价镇痛效果,观察有无不良反应,及时向医生反馈疗效,以便于调整用药。

第二节 镇痛药物注射给药技术

一、肌内注射给药技术

镇痛药物肌内注射给药技术是将一定量的镇痛药物注入肌肉组织,从而达到镇痛的目的。与口服给药相比,肌内注射给药起效快、血药浓度能迅速达到峰值,适用于术后急性中、重度疼痛的治疗。但肌内注射药物的效果和起效时间不可预见,药物剂量的个体化差异大,注射部位疼痛会使病人对肌内注射产生恐惧心理,并易引起呼吸抑制等严重不良反应。目前多用于急性疼痛和癌症暴发痛时给药,不适合用于长期镇痛治疗。肌内注射前,仔细评估注射部位,告知镇痛药物的名称、大概起效时间及不良反应;为婴儿注射时,可采取袋鼠式体位以减轻疼痛;注射后观察注射局部有无红肿、硬结、疼痛等,观察病人有无呼吸抑制、恶心、呕吐,注射30分钟后评价镇痛效果。

二、静脉注射给药技术

镇痛药物静脉注射给药技术是将一定量的镇痛药物注入静脉,达到缓解疼痛或治疗疼痛性疾病的方法。静脉注射给药后数分钟内即可达到有效药物浓度,产生镇痛作用,是最迅速、精确和有效的给药方式。单次静脉注射作用时间较短,须反复间断给药才能维持血液内药物浓度的恒定。持续静脉滴注简便易行,血药浓度波动较小,目前国内常采用中心静脉插管或预埋硅胶注射泵持续给药。

三、连续皮下注射给药技术

目前采用的皮下注射给药技术主要是长期皮下埋入镇痛泵给药,适用于癌症等疼痛病人的长期镇痛治疗。该给药方法使用简单,药物使用量少,不良反应也相对较少。此类皮下埋入式镇痛泵维护简便,可使用长达1年的时间,病人可带泵回家治疗。

四、蛛网膜下腔注射给药技术

镇痛药物蛛网膜下腔注射给药技术是将一定量的镇痛药物注入蛛网膜下腔,达到缓解疼痛或治疗疼痛性疾病的一种方法。单次蛛网膜下腔注射阿片类药物镇痛时间较长,但是药物剂量难以筛选,需反复给药,增加了感染的风险,而且需较长时间的监测。

吗啡为亲水性药物,注入蛛网膜下腔后,在脑脊液中可产生较高的药物浓度,并缓慢进入脊髓的受体部位,其与脊髓受体结合及清除较缓慢,因此吗啡镇痛的起效时间较长。

芬太尼为脂溶性药物,注入蛛网膜下腔后,药物与脊髓受体结合及清除较快,所以芬太尼的临床起效时间快,但镇痛作用时间较吗啡短。

该种给药方式的主要并发症有呼吸抑制(5%~7%),恶心、呕吐(20%~30%),尿潴留(50%)以及皮肤瘙痒(60%)等,并发症的发生率与药物剂量密切相关。临床上较少采用蛛网膜下腔注射给药。

五、硬脊膜外腔注射给药技术

镇痛药物硬脊膜外腔注射给药技术是将一定量的镇痛药物注入硬脊膜外腔,达到缓解疼痛或治疗疼痛性疾病的一种方法。硬脊膜外腔注射给药不良反应少,作用确切。药物注入硬脊膜外腔后透过硬脊膜抵达脊髓,鉴于药物透过硬脊膜的时间和维持浓度的因素,必须注射较大剂量的药物以便于使脊髓的受体饱和,但是过量易产生不良反应,临床注射时应掌握好剂量。

硬膜外注射可引起恶心、呕吐(50%),皮肤瘙痒(40%~50%),尿潴留(15%~25%),呼吸抑制(1%)等不良反应。术后呼吸抑制一般发生在用药后1小时(此时药物浓度高)及12小时(此时药物经脑脊液向上扩散),多见于硬膜外注射吗啡时。在此时间段内,护士加强监护和巡视,以及时发现并处理呼吸抑制。

六、病人自控镇痛泵给药技术

病人自控镇痛法(patient controlled analgesia, PCA)是医护人员根据病人的身体情况和疼痛程度,预先设定镇痛药物的剂量,再将PCA泵交由病人"自我管理",达到最佳镇痛效果的一种镇痛方法。现已成为术后镇痛的主要方法。

在镇痛治疗过程中,产生镇痛作用的最小药物浓度被称为最低有效镇痛浓度(minimal effect analgesia concentration, MEAC),阿片类药物的浓度 >MEAC时就可以产生有效的镇痛作用;相反, <MEAC时病人则会感觉疼痛。使用PCA泵后,病人可以根据自己的疼痛程度少量、频繁给药,与传统的大量、低频给药相比,PCA减少了血药浓度波动所带来的不良反应,还可避免意识不清的病人用药过量,提高用药的安全性。

(一)PCA 的技术参数

1. 负荷剂量(loading dose)　给予负荷剂量可以迅速达到镇痛的血药浓度,即 MEAC,使病人迅速达到无痛状态。

2. 单次给药剂量(bolus)　是每次按压 PCA 泵所给的镇痛药物剂量,单次给药剂量过小或过大均有可能导致镇痛效果不佳或出现并发症。如果病人在按压 PCA 泵给药后仍有明显的疼痛感,则应将单次给药剂量增加 25%~50%;相反,如果病人出现过度镇静,则应将单次给药剂量减少 25%~50%。

3. 锁定时间(lockout time)　指该段时间内 PCA 泵对病人再次给药的指令不作反应。锁定时间可以有效防止病人在前一次给药完全起效之前再次给药,避免过量给药,这是 PCA 保证安全用药的重要环节。

4. 单位时间内的最大给药剂量（maximal dose）　是 PCA 泵在单位时间内的给药剂量限定参数，一般多以 1 或 4 小时为间隔限定最大单位时间，是 PCA 装置的另一保护措施。

5. 连续背景输注给药（basal infusion or background infusion）　多数 PCA 泵除了 PCA 镇痛给药功能外，还有连续背景输注给药功能，即在 PCA 给药的同时，连续背景输注给药。此功能将减少病人的 PCA 给药次数，稳定镇痛药物的血药浓度，可提高镇痛效果。

（二）常用 PCA 的分类

根据给药途径和参数设定的不同，PCA 可分为静脉 PCA（PCIA）、硬膜外 PCA（PCEA）、皮下 PCA（PCSA）和区域神经 PCA（PCNA）等。不同类型的 PCA 在单次给药量、锁定时间和选用药物方面有所不同。

（三）PCA 的临床应用范围

目前，PCA 主要应用于术后急性疼痛，也可用于分娩疼痛、烧伤疼痛、创伤性疼痛、神经性疼痛及心绞痛等强痛的治疗。

（四）PCA 护理

1. PCA 泵使用前的护理　护士向病人解释使用 PCA 能帮助减轻疼痛、促进机体恢复的优点及费用问题，病人是 PCA 泵使用的主导者，使用前详细介绍 PCA 泵的作用原理，告知病人镇痛药物的给药总量已控制、给药时间已锁定，不会发生药物过量等情况，解除其担忧及顾虑；还可让病人与使用过 PCA 泵的病人进行交谈，使病人对 PCA 泵有充分的认识；并告知可能出现的不良反应。

2. PCA 泵使用中的护理

（1）床边交接班：病人携带 PCA 泵返回病房后，病房护士与麻醉医生认真交接，病房护士每班床边交接，确保 PCA 泵正常运行。

（2）详细宣教：告诉病人 PCA 泵应低于心脏水平位置，勿接近磁共振仪；自控键为病人根据疼痛程度按压，家属不可自行按压，除非病人要求帮助；病人感到疼痛时即按动自控键给药，不要等到剧烈疼痛时再给药，以获得满意的镇痛效果；病人活动时勿牵拉 PCA 泵的管道，以防导管脱出。

（3）不同种类 PCA 泵的使用注意事项：使用静脉 PCA 泵时，尽可能单独使用一条静脉通道，避免和其他液体一起输注时将管道内的镇痛药快速冲入体内；连接三通接头时，严禁将 PCA 泵接在延长管的远端，而应接在延长管的近端；使用硬膜外 PCA 泵时，应让病人保持正确的卧姿，防止固定在病人后背的导管受压、折断、牵拉或脱出，保持导管通畅。

（4）疼痛观察：术后及术后 30 分钟进行疼痛评估并对比，做好记录。如果疼痛仍未减轻，通知麻醉医生调整 PCA 泵药物的剂量。

（5）防止感染：PCA 为有创治疗，穿刺点应消毒密封，每 48 小时更换 1 次 PCA 管道。出现感染迹象，可用抗生素软膏涂抹穿刺点，并通知麻醉科医生查看病人。

（6）不良反应的观察：①呼吸抑制：阿片类药物最危险的不良反应是直接抑制呼吸中枢，导致呼吸衰竭，一旦发生呼吸频率低于 10 次 / 分，应立即报告医生，遵医嘱予以纳洛酮 0.4mg 静脉注射，加强监护；②恶心、呕吐：恶心、呕吐是使用 PCA 最常见的不良反应，出现呕吐时遵医嘱给予甲氧氯普胺（胃复安）10mg 肌内注射，头偏向一侧，以防呕吐物误入气管；③尿潴留：吗啡可引起尿潴留，视病情需要留置尿管，做好留置导尿管的护理，但尽量在镇痛结束之后拔出导尿管；④肠蠕动抑制：观察病人的肠蠕动情况，如肠鸣音、排气、排便等，能进食的病人鼓励多吃蔬菜、水果，行腹部按摩以促进肠蠕动，在病情允许的情况下鼓励病人早活动、多活动。

第三节　镇痛药物局部给药技术

一、经皮肤给药技术

芬太尼透皮贴剂是目前唯一通过皮肤吸收的强阿片类药物，主要适用于中到重度慢性疼痛，以及那些只能依靠阿片类镇痛药治疗的难以消除的疼痛。此种给药方法避免了药物注射的痛苦，也为无法口服或者不愿意口服药物的病人提供了新的镇痛方法。此外，药物通过皮肤吸收入血，可避免注射用药所出现的血药峰值浓度，在不降低镇痛效果的情况下可明显提高芬太尼用药的安全性。芬太尼透皮贴剂的初始剂量应依据病人的阿片类药物使用史来决定。未使用过阿片类药物的病人，芬太尼透皮贴剂的起始剂量为 25μg/h；使用过阿片类药物的病人，应将口服或肠外给药剂量转为应用芬太尼透皮贴剂剂量。芬太尼透皮贴剂的维持剂量应依据病人的个体情况逐渐增加，直至达到止痛效果，剂量增加的幅度通常为 25μg/h，每 3 天可调整 1 次剂量。贴剂很少引起呼吸抑制，主要不良反应是恶心、呕吐，还包括尿潴留、皮肤瘙痒等。

芬太尼透皮贴剂的使用方法：应在躯干或上臂未受刺激及未受照射的平整皮肤表面贴用。使用前剪除毛发（勿用剃须刀剃除），用清水清洗贴用部位，不能使用肥皂、油剂、洗剂或其他可能会刺激皮肤或改变皮肤性状的用品。待皮肤完全干燥后贴于使用部位，用手掌用力按压 30 秒，以确保贴剂与皮肤完全接触。芬太尼透皮贴剂每 72 小时更换 1 次，在更换贴剂时，同时应更换粘贴部位。

开始使用芬太尼透皮贴剂的 24 小时内，血清芬太尼浓度逐渐升高，病人可能需要使用短效镇痛药,如非阿片类镇痛药。芬太尼透皮贴剂治疗终止后,应逐渐开始其他阿片类药物的替代治疗,并从低剂量开始,缓慢加量。这是因为去除贴剂后,病人体内仍残留有芬太尼,血清芬太尼浓度下降 50% 大约需要 17 小时。

二、经黏膜给药技术

该技术主要适用于口腔、鼻腔及直肠等黏膜。

镇痛药物经口腔、鼻腔黏膜给药技术是将一定量的镇痛药物通过含服或喷雾的方式,使药物经过口腔及鼻腔黏膜丰富的血管及淋巴管吸收直接进入血液循环,快速达到镇痛效果的一种技术。一般多用于暴发性疼痛的临时治疗。如盐酸达克罗宁为一种起效快、作用时间长、不良反应小、安全性高的黏膜麻醉药,有局部止痛的作用,一般黏膜用 1% 溶液,每次不超过 10ml。

镇痛药物直肠给药技术是将镇痛药物通过肛门送入肠管,通过直肠黏膜迅速吸收进入大循环,达到镇痛效果的一种给药技术。适用于进食困难、上消化道疾病的病人,禁用于直肠、肛门有损伤的病人。临床上常用的剂型有片剂及栓剂,如硫酸吗啡缓释片(美施康定片)、对乙酰氨基酚栓剂等。硫酸吗啡缓释片为晚期癌症病人的第三阶梯止痛药,使用时应根据病人疼痛的程度、年龄及服用止痛药史决定用药剂量,个体差异较大。最初应用本品者,宜从每 12 小时使用 10 或 20mg 开始,视止痛效果调整剂量;对正在服用弱阿片类药物或已服过阿片类药物的病人,可从每 12 小时给 30mg 开始,必要时可增加到每 12 小时给 60mg。对乙酰氨基酚栓剂主要用于儿童感冒引起的发热,也用于缓解轻至中度疼痛如头痛、关节痛、偏头痛、牙痛、肌肉痛、神经痛等。1~6 岁的儿童每次 1 粒,塞入肛门,若持续发热或疼痛,可每间隔 4~6 小时重复用药 1 次,24 小时内不超过 4 粒,遵医嘱使用。

(赵兴娥)

第十五章 疼痛的物理治疗

第一节 概　　述

一、定义

疼痛的物理治疗是应用自然界中或者人工的各种物理因子如电、光、热、声等作用于人体上,达到治疗疼痛性疾病或缓解疼痛的一种治疗方法,也称物理镇痛。疼痛的物理治疗方法很多,主要的物理治疗操作由康复理疗技师实施,本章第二节重点介绍冷热镇痛治疗方法。

二、基本分类

1. 电疗法　静电疗法、直流电疗法、低频电疗法、中频电疗法、高频电疗法、超高频电疗法、特高频电疗法、离子导入疗法等。
2. 光疗法　日光疗法、紫外线疗法、红外线疗法、激光疗法。
3. 磁疗法　静磁场疗法、脉冲磁场疗法、低频磁场疗法、中频电磁疗法、高频电磁场疗法等。
4. 超声波疗法及体外冲击波疗法。
5. 冷疗及热疗法。
6. 水疗法。
7. 生物反馈疗法。

三、作用机制

1. 直接作用　物理因子直接作用于局部组织,对机体组织器官和致病因子产生直接作用,如低、中频电通过直接刺激神经肌肉起到缓解疼痛的作用。
2. 神经反射作用　物理因子作用于机体,可刺激人体的各种感受器产生兴奋作用,其冲动传至脊髓、皮质下中枢、大脑皮质,经分析综合,再传回反应器,然后产生各种反应。即物理因子→感受器→传入神经纤维→中枢神经系统→传出神经纤维→效应器(皮肤、肌肉、内脏、血管、腺体等)。
3. 体液内分泌作用　物理因子可通过血液、淋巴系统和激素起作用。比如短波或者超短波作用于脑垂体后,可促进肾上腺皮质激素分泌增多,使肾上腺素分泌也增加;通过紫外线照射后,使组氨酸变成组胺以及类组胺类物质,从而改善血液循环、组织供养和改变机体的反应性。

四、物理镇痛的注意事项

要使物理镇痛得到预期的效果,除了考虑病人的病情、病程和机体状况外,操作者选择物理因子还应注意到其共性作用和独特性,需正确掌握物理因子的种类、剂量和使用方法,并根据疾病治疗的进展及时调整,才能得到较好的治疗效果。

1. 物理因子对机体作用的基本规律是确定理疗剂量的重要依据 物理因子对组织、器官、各系统的功能和代谢影响的基本作用规律是小剂量有调节作用或加强作用,大剂量有抑制作用。

2. 部位 不同疾病选择不同部位,然后根据各部位的敏感性考虑物理因子剂量的大小或方法。

3. 时间、频率、疗程及病人个体差异 时间是构成治疗剂量的第一要素,治疗时间的长短可影响治疗效果;频率是影响剂量的另一因素,物理治疗应用初期往往不见效果,一般要连续治疗多次,而每次治疗间隔的时间由物理因子的种类而决定;疗程的长短亦是另一影响镇痛疗效的重要因素,治疗的间歇期应考虑物理因子的痕迹效应后作用;病人的年龄、性别、体质、营养状况、神经及心血管系统的功能状态方面的差异等同样可以影响治疗效果。

4. 加剧反应 在某些理疗过程中,有时会出现症状、体征恶化现象,这种现象叫加剧反应,一般不需特殊处理,多在理疗进行中会自然消退。局部加剧反应若持续1周以上或症状进一步加重,则宜减小物理因子剂量或缩短时间,甚至停止理疗。若出现全身加剧反应,应停止数日,再从小剂量开始或更换其他理疗方法。

5. 环境、条件和休息 物理治疗前,首先要掌握物理镇痛设备的操作方法及注意事项,检查设备是否处于正常工作状态,应尽可能做到四定(定时、定点、定机器和定工作人员),以减少环境和条件的变化,加强物理因子的作用。治疗后病人应适当休息,既可维持物理因子的治疗效应,延长反应时间,又有利于预防疾病。

6. 合理联合应用 运用两种及两种以上理疗方法的目的是利用物理因素的协同或相加作用以增强疗效,缩短病程。但需要注意各种物理因子应用的顺序,过多、过频的应用也可能得不到理想的治疗效果。物理镇痛联合药物镇痛时,需减少镇痛药物的用量。同一时间在同一病人的同一部位,进行两种以上的物理镇痛方法时,应适当减少每种物理因子的剂量。

7. 明确适应证,掌握禁忌证 多数物理因子无绝对禁忌证,但有的物理因子可促进疾病恶化,应严格掌握。物理镇痛适用于各种炎症、神经系统疾病、心血管系统疾病、骨伤科疾病等,但有些物理因子对于严重的心脏病、动脉硬化、恶性肿瘤、有出血倾向、恶病质则是禁忌,应避免使用。

第二节　冷疗与热疗镇痛法

一、概述

冷热镇痛法是利用低于或高于人体温度的物理因子作用于人体表面,通过神经传导引起皮肤或内脏器官血管收缩或扩张,从而改变机体的新陈代谢和各系统的体液循环而达到治疗疼痛目的的一种物理镇痛疗法。日常生活中被广泛应用,作为疼痛管理护士,应掌握冷、热疗镇痛的相关知识,正确实施冷疗与热疗镇痛方法。

二、镇痛作用

1. 冷疗镇痛作用　冷疗使血管收缩,减少血流量,降低毛细血管的通透性,减少渗出,达到减轻由于组织水肿压迫神经末梢所产生的疼痛;延长肌肉的收缩期、松弛期和潜伏期,降低肌张力,减慢肌肉收缩及舒张的速度,减弱肌肉的电兴奋性,达到解痉止痛作用;可阻断神经传导,达到镇静、麻醉及解痉止痛等作用;通过降低组织细胞代谢,减少需氧量来治疗一些末梢血管疾患所致的疼痛,如对颅脑局部低温疗法可降低颅内压,减少脑脊液的分泌,降低脑的能量消耗,提高脑组织对缺氧的耐受性。

2. 热疗镇痛作用　热疗使血管扩张,血流速度加快,改善血液循环,加速致痛物质的排出与炎性渗出物的吸收,通过解除对神经末梢的压迫与刺激来减轻疼痛;热疗可松弛肌肉,增强结缔组织伸展性,增加关节活动度,减轻肌肉痉挛、僵硬和关节强直所产生的疼痛,降低痛觉神经兴奋性,达到镇痛作用。

三、适应证

冷热疗镇痛法常用于神经、肌肉与关节等系统的疼痛,如偏头痛,关节痉挛,软组织损伤或扭伤(损伤 48 小时内用冷疗,48 小时后用热疗),急、慢性炎症等。

四、注意事项

(一)继发效应

继发效应是指用冷或热超出了一定时间,会产生与生理效应相反的作用。

冷本来发生使血管收缩的生理效应,持续用冷 30~60 分钟后,反而使血管扩张;同样持续用热 30~45 分钟后,血管反而收缩。这是机体为防止长时间用冷或用热损伤组织而起的保护作用。用冷或用热时间宜控制在 20~30 分钟,如需反复使用,宜间隔 60 分钟以上。

（二）影响镇痛效果的因素

部位、温度、时间、面积、方式与个体差异可影响冷、热疗法镇痛效果。比如颈部、前臂内侧等皮肤较薄的区域对冷、热的敏感性强,冷、热疗法效果比较好;冷、热的温度与机体体表温度相差越大,机体对冷、热刺激的反应越大;在一定时间内冷、热效应是随时间的增加而增强的,注意掌握治疗时间;应用冷、热的面积较大,冷、热疗效果更好,须注意防冷、热面积过大而引发全身反应,大面积冷疗可升高病人的血压,大面积热疗可降低病人的血压;湿冷、湿热比干冷、干热效果好。性别、年龄、身体情况、居住习惯及肤色亦可影响冷、热治疗效果。

（三）禁忌证及禁忌部位

1. 冷疗　可使局部血管收缩,减少血液循环,增加组织损伤,禁用于血液循环障碍、组织损伤破裂、慢性炎症和深部化脓的病灶。对冷过敏出现局部瘙痒、血压下降、红肿、荨麻疹、关节痛的病人及风湿病病人不宜使用冷疗镇痛。冷疗禁用于心前区、腹部、足底及易冻伤的耳后和阴囊部位。

2. 热疗　可使局部体温升高,血管扩张,增加血流量及血管通透性,加重出血,禁用于各种脏器出血、软组织损伤或扭伤初期（48 小时内）、面部危险三角区感染、急性炎症、未明确诊断的腹泻、恶性病变者及其他脏器功能不全者等。

五、方法

（一）冷疗镇痛法

包括冷湿敷、冰袋、冰帽等,敷于患部或缓慢移动摩擦,持续时间为 20 分钟左右。

（二）热疗镇痛法

包括热湿敷、石蜡、热空气以及蒸汽、泥、沙疗等。热疗镇痛的方法有干热法和湿热法两种,干热法包括干热空气浴法、热水袋、红外线、鹅颈灯等,湿热法包括石蜡疗法、湿热敷、热水坐浴、温水浸泡法等。

1. 干热镇痛法　以干热空气浴疗法和热水袋法最常用。

（1）干热空气浴疗法:用一定的热源使病人治疗部位周围的空气变热,以热空气作为递质,将热量传至疼痛机体达到镇痛作用的方法。如电光浴疗法（也叫辐射热疗法）是较常用的一种干热空气浴疗法,治疗作用以温热效应为主,适用于外伤性或代谢性关节炎、肌炎、神经痛、神经炎、盆腔炎等引起的疼痛。

（2）热水袋法:将热水袋中的热源传递至疼痛部位,达到保暖、镇痛、解痉的目的,主要适用于痛经、颈椎病、肩周炎等。具体方法:将无破损的热水袋中加入 60~70℃的热水,加至热水袋容积的 1/2~2/3 后,旋紧塞子,确保热水袋无漏水,套上布袋或用毛巾包好,将热水袋放置在病人的治疗部位,作用 30 分钟,此法可用于体表各处。注意事项:①对婴幼儿、老年人、昏迷、末梢循环不良、麻醉未清醒、感觉障碍等病人,热水袋的水温应调至 50℃以内,并用大毛巾包裹,以避免直接接触病人的皮肤而引起烫伤;②应经常观察局部皮肤的颜色,如发现皮肤潮红,应立即停止使用,并在局部涂凡士林,可起保护皮肤的作用;③热水袋如需持续使用,应及时更换热水并严格执行交接班制度。

2. 湿热镇痛法 以石蜡疗法和湿热敷最常用。

（1）石蜡疗法:是用加热溶解后的石蜡作为温热的递质,敷在疼痛患部,将热量传至机体,达到治疗和缓解疼痛目的的方法。石蜡导热性小、热容量大,有良好的黏滞性和可塑性。此方法简单易行,因此广泛应用于临床。其较强而持久的温热作用使局部血管扩张,血流速度加快,改善血液循环,增加血管通透性,减少组织水肿,促进渗液吸收,增强单核巨噬细胞的吞噬功能。用于治疗炎症或急性外伤引起的疼痛时,还具有镇痛和加强再生作用,其机械性压迫和化学作用能使皮肤保持弹性和柔软性,对肌腱痉挛和瘢痕组织有松解和软化作用。

该疗法主要运用于扭伤、劳损、挫伤、外伤性滑囊炎、粘连、关节强直、腱鞘炎、肌炎、关节炎、神经炎和神经痛、冻伤后遗症、冻疮、营养性溃疡等,还可用于关节挛缩、骨折后关节肿胀和功能障碍、瘢痕增生等引起的疼痛。一般每日或隔日 1 次,每次治疗时间为 30~60 分钟,10~20 次为 1 个疗程。石蜡容易燃烧,使用和保存时应注意防火;治疗时还应防止烫伤。

常用的石蜡疗法:①蜡浴法:将治疗的肢体迅速浸入蜡液内并迅速取出,稍冷却形成蜡膜后再浸入蜡液中,如此数次,每次浸入深度不超过前一次蜡膜的范围,直到形成 1cm 厚的蜡套,然后保温至所需的治疗时间。此法适用于四肢远端部位的疼痛。②蜡饼法:将已经熔化的蜡倒入浅盘中,形成厚约 2cm 的蜡饼,待表层温度为 50℃左右时,将蜡饼敷于疼痛部位,用塑料布和棉垫包裹保温。此法适用于体表各部位的疼痛。③刷蜡法:用软毛排笔蘸取加热后的石蜡,快速均匀地涂刷于治疗部位的皮肤上;涂刷数次,每次涂刷的边缘不应超出第一层蜡膜,使蜡达到 1~2cm 厚,然后用棉垫包裹保温。此法用于治疗关节部位的疼痛。

（2）湿热敷镇痛法:常用于消炎、消肿、解痉、镇痛。具体方法:在热敷部位下面垫橡胶单和治疗巾,局部涂凡士林,上面盖一层纱布。将敷布浸于热水中,拧敷布至不滴水为度,敷布温度以不烫手为宜,折好敷于患处。上面可放置热水袋,并盖棉垫或用大毛巾包裹,以保持温度。如病人感到烫热,可揭开敷布一角以散热。每 3~5 分钟 1 次,热湿敷时间为 15~20 分钟。湿热敷的注意事项:①面部热湿敷的病人,敷后 15 分钟方能外出,以防受凉感冒;②热湿敷过程中,应注意观察局部皮肤状况,及时更换敷布,每 3~5 分钟 1 次,以保持适当的温度;③有伤口的部位做热湿敷时,应按无菌操作进行,敷后伤口按换药法处理。

（姜志连　邱　丹）

第十六章　疼痛的心理疗法

第一节　疼痛心理学概述

一、心理治疗的概念

心理治疗（psychotherapy）又称精神治疗，是一种应用心理学的理论和技术，通过语言、文字、表情、图画等方式对病人进行干预，从而治疗精神疾病和相关躯体疾病的一种方法。

当代医学认为人是具有生物、心理、社会3种属性的统一体，并指出疾病的发生不仅与个体遗传、理化及微生物等因素有关，还与人格特征、社会文化背景、心理因素等密不可分。疼痛不仅仅是一种主观的感觉，同时伴随着一系列的生理生化反应以及情绪的感受。因此，心理治疗在疼痛领域日趋重视。

二、疼痛心理治疗的主要原则

运用心理疗法来有效帮助疼痛病人，应明确心理治疗的目的并不是消除疼痛，而是减少病人对疼痛的感知。因此，需要注意以下几项原则：①明确诊断。采用多种方法和多种检查排除器质性病变，确定病人疼痛的原因和性质。②建立良好的医患关系。任何心理治疗都建立在医患关系上，若无良好且相互信任的医患关系，心理治疗很难取得成效。③确定治疗目标与实施计划。在深入了解病人疼痛情况的基础上，根据病人的个性特点，结合疼痛有关的因素，确定治疗目标；制订治疗计划的关键在于详尽掌握病人的病史材料，按计划、按步骤循序渐进地实施。④心理治疗与躯体治疗相配合。疼痛通常是心理、生物、社会因素共同作用的结果，可一方面通过心理治疗的手段消除精神因素，安定情绪；另一方面通过药物或者其他疗法调整身体症状，可更有效地发挥协同作用。⑤心理治疗与社会、家庭相结合。疼痛的发生常与不良的家庭环境、紧张的家庭关系、社会活动困难或矛盾有关，为确保心理治疗的有效性，应当最大限度地争取病人家庭和社会的配合，创造和谐的家庭、社会氛围。

第二节 影响疼痛的社会心理因素

1. 情绪状态 人的情绪状态在痛知觉中起重要作用,疼痛除了表现为一种躯体症状外,还伴随着情绪反应。一般而言,躯体的疼痛会引起不愉快的情绪反应,而情绪反应也会反过来影响对躯体疼痛感的认知。与疼痛相关的情绪主要以负面的为主,常见的有抑郁和焦虑。焦虑常引起痛阈降低,使疼痛更容易出现、更剧烈;相反,在兴奋、欢快的情况下,疼痛被抑制,甚至没有疼痛反应的表现。

2. 人格特征 人格特征在痛知觉中起重要作用,不同的人格特征可改变疼痛程度的主观体验和疼痛持续的时间。如一些较为脆弱或敏感的人,对弱的刺激也能产生强烈的痛反应。有科学家研究表明,外向性格者的疼痛忍受性比较强,内向性格者感受疼痛更早、更强。

3. 认知态度 认知可以通过影响情绪和行为而影响对疼痛的感觉。对疼痛的理解不同,可以产生不同的疼痛体验。

4. 自我效能感 较高的自我效能感可以减轻抑郁,消除应激,解除疼痛,降低残疾程度。当注意力高度集中于某一点时,其他方面(包括疼痛)即会处于抑制状态,这时,疼痛会明显减轻或变得不明显。如运动员在激烈的比赛中,不同程度的擦伤往往都不会引起注意,但当比赛结束后,即可感受到疼痛,甚至难以忍受。

5. 应对技能 病人所掌握的疼痛应对方式会产生广泛的作用,可影响病人对疼痛的感觉、耐受疼痛的能力以及维持生活的水平。

6. 社会文化 疼痛在某种意义上与文化背景和社会学习过程有关。有文献显示,不同种族、文化及宗教的群体可以对不同形式的疼痛表现出较大的耐受差异性,如英格兰的新教徒的痛阈高于犹太人等。

7. 其他 如性别,有研究显示女性的痛阈及对疼痛的耐受性较男性低;疼痛还与早期经历有关,如幼时受轻微伤,父母非常重视,成人后对疼痛过于敏感,耐受力差;多次手术的病人,病人首次手术时无明显的剧烈疼痛和恐惧,第2次手术对疼痛的担忧与焦虑减少,反之亦然。

第三节 疼痛的心理疗法

1. 精神支持疗法 所有的心理治疗都能给予疼痛病人在某种程度、形式上的精神支持,即精神支持疗法是心理治疗的基础。精神支持疗法是临床应用最广泛、最简单的方法。在实际应用中的第一步是让病人产生被理解的体验,可以通过向聆听者讲述他们的故事而实现。疼痛病人希望了解疼痛对他们的社会生活、情感及行为等方面造成的影响,同时也迫切需要得到他人的认同与重视。一旦病人对聆听者开始产生信任感,也就产生了支持的效果。支持疗法的特点在于它将疼痛病人从单纯机械理解自身困境的被动接受者转变成为康复和复原中活跃的角色。常用方法包括:①解释;②鼓励;③保证;④指导。具体操作如下:实施者通过病人的陈述了解其疼痛的起因及演变,然后作出有针对性的解释、安慰、劝导、鼓励等,从而提升病人对疼痛的认识,降低疑虑、恐惧等不安全感,稳定情绪,重新恢复身心平衡,减轻疼痛带来的不舒服感。

2. 行为疗法 行为疗法是以理论作为指导,通过行为学习按一定程序纠正或消除病人的异常或不良行为习惯的心理治疗方法。对于疼痛病人,行为治疗强调病人的疼痛症状是个体在曾经的生活经历中通过条件反射作用所获得的。因此,应针对不同的疼痛病人设计一些特殊的治疗程序,通过学习的方法矫正、消除疼痛感,从而建立新的行为。具体方法如下:首先让病人将自己因疼痛而产生的焦虑反应由弱到强排列,再教会病人松弛反应技术并将此技术循序渐进地、系统地与由弱到强的焦虑配对出现,形成相互抑制的状态,逐一将焦虑反应消除,从而使病人重新建立起正常的行为。

3. 认知疗法 认知疗法是以认知理论为基础,通过认知和行为技术改变疼痛病人的不良认知的治疗方法。认知疗法与行为疗法的不同在于前者不仅重视矫正疼痛病人的适应性不良行为,更重视病人的情绪与认知。紧张、忧郁、焦虑以及对康复失去信心等均可加重疼痛程度。认知疗法简单易操作,因此得到了广泛推崇。具体操作如下:实施者找出病人的不良认知,并提供其学习和训练方法加以矫正。疼痛病人的不良认知被矫正后,便可减轻或消除其心理障碍。常用方法包括:①意念分散;②转移注意力;③转化疼痛概念。

4. 暗示疗法 暗示疗法是通过给病人以积极暗示来消除或减轻疾病症状的一种治疗方法。具体操作如下:在非对抗的条件下,暗示者通过语言、表情、姿势以及其他符号刺激病人的第二信号系统,影响病人的疼痛心理和行为,使其接受暗示者的意见和观点,或者按所暗示的方式去活动。运用暗示的方法,可帮助疼痛病人解除焦虑不安情绪,以减轻疼痛,或增强各种镇痛的治疗效果;也可采取与安慰剂治疗相配合的暗示治疗,如在给药前强调该“镇痛方法”的镇痛时间、镇痛效果,以获得更好的镇痛效果。具体方法包括:①言语暗示:言语对疼痛既有增强、延长的作用,也有抑制、减弱或消除的作用,适当的言语暗示会显著提高痛阈,降低疼痛感;②安慰剂药物暗示:安慰剂即指形式上采取某种治疗措施,实际上并未真正给予会产生效果的治疗,如肌内注射生理盐水,口服淀粉胶囊、维生素片剂等;③自我暗示:如偏头痛病人感到头痛即将发作时,立即将双手呈半握拳状,并设想自己的双手在逐渐变热,额肌则逐渐变凉,进行这项治疗时,注意力一定要集中于"额凉手热"这一自我暗示上。

5. 催眠疗法 催眠状态是指让疼痛病人处于清醒和睡眠之间的一种状态。催眠止痛在医学领域的应用可追溯到 18 世纪,常常与暗示疗法联合应用,它是由 3 个基本要素组成的:诱导、治疗性暗示和终止催眠体验的暗示。具体操作如下:首先让疼痛病人集中注意力,产生视觉疲劳直到病人进入较理想的催眠状态(睁眼、举手不能时),此时实施者加以多次反复的语言暗示,如"你现在已经不痛了",然后可进一步暗示病人使其入睡,随后等其自然醒来。主要适用于缓解术后疼痛、偏头痛、分娩痛、幻肢痛等,如对于正在遭受疼痛折磨、接受术后护理或因疾病和外伤而丧失能力的病人,分离性暗示可以使重度疼痛病人从疼痛及伴随疼痛的不愉快感中解脱出来,并产生高度的舒适感。

6. 生物反馈疗法 生物反馈是利用生物反馈治疗仪将体内在正常情况下意识不到或感觉不到的生理活动加以放大,使之变成病人能觉察得到的视觉、听觉信号,病人通过紧张或放松训练控制、改变这种信号,从而达到控制、改变原先觉察不到的、不受意识支配的生理活动。主要是提高病人自我控制自主神经功能的能力,并帮助其更好地摆脱不良情绪。基本方法是用电子仪器将某些生理功能转化为某种声光信号,而病人就是根据这种信号来训练自己。如平时我们难以改变手指温度的高低,但通过生物反馈治疗仪将手指温度变化加以放大成一种视觉或听觉信号,就可以根据这种信号来进行训练,从而达到控制手指温度变化的目的。如肌电反馈治疗紧张性头痛:让病人取舒适卧位,在额肌贴上电极,并戴上能听取肌电转化为声音的耳机,肌肉收缩时,病人可以听到声音,肌肉收缩程度越高,耳机内的声调越高;反之,肌肉松弛时,音调则变低。病人通过自我训练使声音变低,从而达到放松肌肉来缓解紧张性疼痛的目的。如腰背痛、雷诺现象、颞下颌关节痛、斜颈、关节炎、颈区疾病、幻肢痛、反射性交感神经营养不良等引起的疼痛,使用生物反馈疗法也能取得较好的效果。

(肖扬帆 陈谊月)

第十七章　疼痛的健康教育

第一节　疼痛健康教育的意义

1. 帮助病人获得疼痛知识,减轻心理负担,提高疼痛阈值　通过健康教育使病人正确认识疼痛,了解镇痛的重要性;教给病人一些有关疼痛和疼痛治疗的知识,帮助其正确看待疼痛,教会其克服疼痛的技巧,如放松、分散注意力、精神安慰等,帮助他们改变对疼痛的反应,用积极的心理情感阻断疼痛的恶性循环,减轻病人的疼痛。任何使病人情绪稳定、精神愉悦、思想轻松的方法,都能提高疼痛阈值,增强其对疼痛的耐受力。调动病人抗御疾病的内在动力,以获得最佳治疗效果。

2. 正确认识药物,提高病人疼痛治疗的依从性　健康教育使病人能正确认识止痛药物的作用与不良反应,提高病人疼痛治疗的依从性。病人对用药的顾虑来自于对疼痛的错误认识,担忧止痛药的成瘾性及其他不良反应等;同时教育病人如何与医务人员保持开放性沟通,以减轻病人对疼痛的恐惧、焦虑以及无助感,使病人的心理状态得到改善,提高痛阈,从而有效地减轻疼痛。及时为病人提供与疾病相关的准确、详细的信息,增加病人对疾病的了解,最终提高疼痛病人的治疗依从性。

3. 促进护患和谐,提高病人的满意度　随着疼痛学的发展,疼痛已经成为第五大生命体征,疼痛护理工作也日益受到重视,护士在疼痛控制中承担了越来越多的责任。护士定时、主动地评估病人疼痛和实施有针对性的护理干预措施,既减轻疼痛,又增加了护患间的沟通,改善护患关系,服务理念由被动服务变主动服务,体现出护理工作的独立性、专业性,最终提高病人的满意度。

4. 钻研疼痛知识,提高护士的疼痛管理专业水平　疼痛具有主观性,常常由病人自己报告疼痛的存在与程度,再由医护人员进行评估与处理。疼痛性疾病多属慢性、反复发作的疾病,由于疼痛性疾病的广泛性和复杂性,护士会深感知识缺乏带来的困惑和尴尬,为了能准确、规范地解答和解决病人的问题,疼痛管理护士应主动学习,通过查阅医学书籍、杂志或向有经验的医生、护士请教,补充自身的专业知识,扩充心理、营养、伦理、康复等方面的相关知识,从而提高专业水平。

第二节　疼痛健康教育的内容

一、疼痛一般健康教育的内容

1. 情绪健康指导　人的情绪对疼痛的影响很大,如恶性肿瘤病人常常出现情绪消沉、抑郁,此种情绪可增高机体的应激性和降低刺激阈,使交感神经处于紧张状态,病人表现出不舒适,甚至疼痛明显加重,情绪反应可直接改变疼痛的敏感性。病人的性格、文化修养、既往的经验、体质、年龄及幼年时的经历等都可以影响其对疼痛刺激的反应。疼痛刺激可使病人失眠、焦虑,甚至产生无援的恐惧感,护士多与病人沟通,了解情况,向病人进行情绪健康指导,宣传医学科学的治疗手段,让其将压抑的情感在交谈中发泄出来,保持乐观情绪,树立战胜疾病的信心,学会自我调控情绪,避免情绪激动,消除恐惧、紧张、焦虑、抑郁等不良心理。护士应对病人主动热情,使病人及家属有一种安全感及依赖感,减少慌乱情绪。病情许可时可读报、看电视、看杂志、听轻音乐以转移或分散注意力,减轻疼痛。

2. 环境管理健康指导　不良的周围环境可诱发或加重病人的疼痛。例如同一病房有个危重病人在抢救,医护人员推动各种仪器,走路匆忙,气氛非常紧张,其他病人的情绪也会跟着紧张,感觉自己的病情也明显加重,病人焦虑不安,加剧疼痛的感觉。病人家属、朋友过多的探视,探视者不经意间的言语或流露的沉重表情也会使病人焦虑不安,加重病人的心理负担,疼痛的感觉也明显加重。护士指导病人创造良好的环境,保持整洁安静,病室空气新鲜、通风良好、温度和湿度适宜,避免着凉,光线柔和。夜间尽量关门,医护人员的各项操作做到手轻、脚轻、处置轻柔。限制探视时间及人数,可用窗帘遮挡日光照射,尽可能减少刺激性声响,避免各种不良因素对病人的影响,保证病人的休息与睡眠,使病人心情舒畅,以减轻疼痛。

3. 休息与活动健康指导　疼痛可使身体各系统发生应激反应,如血压升高,脉搏、呼吸增快,多种激素分泌增加,出现系列生理病理变化。剧烈疼痛时,卧床休息;疼痛较轻时,鼓励病人从事一些力所能及的活动。

4. 饮食健康指导　疼痛引起的交感神经兴奋可能反射性地抑制胃肠道功能,使括约肌张力增高、平滑肌张力降低,如病人术后可出现恶心、呕吐、腹胀或胃肠绞痛等不良反应;膀胱平滑肌张力下降可导致病人术后尿潴留,增加了泌尿系统感染的发生率。加强病人的饮食健康指导,鼓励进食高蛋白质、高热量和含多种维生素的食物,注意膳食营养均衡,多喝水。注意特殊疼痛性疾病的饮食要求,如痛风饮食,控制每天的总热量,吃含少嘌呤的食物,并限制每日的蛋白质摄入量等。

5. 疼痛评估及常用物理、心理镇痛方法健康指导　疼痛是病人的主观感受和情绪体验,鼓励病人表达疼痛,护士教会病人正确使用疼痛评估表,根据疼痛程度选择镇痛方法。教给病人如放松法、想象法、音乐放松法、催眠与暗示、松弛和意象干预、呼吸放松法等行为干预镇痛方法,冷热敷、按摩、活动等常用物理镇痛方法,帮助病人减轻疼痛。

6. 使用镇痛药物的健康指导　遵医嘱正确使用镇痛药物,告知病人疼痛药物治疗中的用药原则及注意事项、药物作用与不良反应。

二、疼痛专科健康教育的内容

请参照第二篇各章节分述各类疾病的疼痛健康教育内容。

第三节　疼痛健康教育的方法

近年来,在医院疼痛护理健康教育工作中较常采用的教育方法包括以下六大类:

1. 语言教育方法　通过交流与沟通,讲解、宣传与疼痛相关的健康教育知识,增加病人对疼痛知识的理性认识,如入院宣教、咨询法、讲授法、谈话法、讨论等方法。语言教育法的特点是简便易行,一般不受客观条件的约束,无须特殊的设备,随时随地均可进行,具有较大的灵活性。

2. 文字教育方法　通过一定的文字传播媒介并借助受教育者的阅读能力来达到护理与疼痛相关健康教育目标的一种方法,例如作业法、读书指导法、传单法、墙报法等。其优点是不受时间和空间条件的限制,可针对大众进行广泛宣传,也可针对个体进行个别宣传,而且疼痛病人可以对宣传内容进行反复学习。

3. 形象教育方法　通过形象艺术创作疼痛健康教育宣传材料,基于人的视觉的直观作用进行护理健康教育的方法,常以图谱、标本、模型等形式出现。例如用 VAS 视觉模拟评分尺、脸谱法评估病人的疼痛等级等。形象教育方法要求较高,制作者要有较高的绘画、摄影、制作等技能,否则粗糙的形象会影响护理健康教育的效果。

4. 电化教育方法　运用现代化的声、光等设备向疼痛病人传送教育信息的方法,如电视动画法、计算机辅助教育法、网络教育法等,其特点是将形象、文字、艺术、音乐等有机地结合在一起,形象逼真、形式新颖,呈献给疼痛病人简单明了的教育内容。但唯一的缺点是此法的运用对设备与人员的专业技术条件有较高的要求。

5. 实践教育方法　通过指导疼痛病人的实践操作,使其掌握一定的健康护理技能,并用于自我、社区或家庭护理的一种教育方法。例如指导术后疼痛病人掌握自控镇痛泵(PCA)的使用方法,通过自控药物减轻自身疼痛感。

6. 综合教育方法　将口头、文字、形象、电化、实践等多种健康教育方法相互配合、综合应用的一种护理健康教育方法,例如举办疼痛健康教育知识竞赛等。综合教育方法其优点是具有广泛的宣传性,适合大型的宣传活动,而在医院也可举办一些小型的健康教育专题展览或知识竞赛,也将收到良好的健康教育效果。

（肖扬帆）

1. 赵继军. 护士在疼痛管理中的地位与作用. 解放军医院管理杂志, 2005, 12（2）: 188.

2. 赵继军, 宋莉娟. 国外疼痛专科护士的培养与使用. 中华护理杂志, 2007, 42（10）: 882–883.

3. 刘俐, 谢徐萍, 钟晨曦. 疼痛专科护士培训效果评价与分析. 中国循证医学杂志, 2013, 13（6）: 696–699.

4. 王祥瑞. 急性疼痛的机制和治疗进展. 上海医学, 2007, 30（6）: 393–395.

5. 中华烧伤杂志编辑委员会. 成人烧伤疼痛管理指南（2013 版）. 中华烧伤杂志, 2013, 29（3）: 225–231.

6. 颜超, 李琳, 许乐. 非药物镇痛法在烧伤疼痛干预中的应用研究进展. 中国护理实用杂志, 2015, 31（5）: 330–333.

7. 孙颖, 王光毅. 成人烧伤病人康复期疼痛管理方案的构建. 护理研究, 2016, 30（2）: 539–544.

8. 颜佩琴, 李炯艳, 谢尔凡. 舒适护理在成人创面换药中的应用及效果评价. 中华损伤与修复杂志（电子版）, 2012, 7（4）: 425–426.

9. 谢晓炜, 李乐之. 国内疼痛管理课程培训现状. 中国疼痛医学杂志, 2013, 19（6）: 370–372.

10. 伏晓, 姚恩霞, 徐前进. 阿片类药物不良反应防治对策. 中华全科医学, 2008, 6（7）: 752.

11. 王艳芳, 王红勤, 张钰. 非甾体抗炎药的不良反应及预防. 疾病监测与控制杂志, 2009, 3（1）: 53.

12. 周玲君, 崔静, 刘梦婕, 等. 疼痛专科护士培训实践. 护理学杂志, 2010, 25（16）: 75–76.

13. 刘曼, 姜小鹰. 《急救护理学》教学系统设计与实践. 中华护理教育, 2007, 3: 122–124.

14. 李新琳, 张玲, 王丽丽, 等. 基于 AIDET 沟通模式的麻醉护士术后镇痛随访. 护理学杂志, 2015, 30（10）: 45–47.

15. 张丽芳, 唐碧云, 朱永满, 等. AIDET 沟通模式在术后镇痛随访中的应用. 中华护理杂志, 2013, 48（4）: 302–303.

16. 王静, 梁瑛琳, 杨红梅, 等. AIDET 沟通模式在骨科疼痛管理中的应用.

护士进修杂志, 2015, 30（3）: 270-271.

17. 韩济生. 疼痛学. 北京: 北京大学医学出版社, 2012.

18. 张立生, 刘小立. 现代疼痛学. 石家庄: 河北科学技术出版社, 2000.

19. 赵继军. 疼痛护理学. 2 版. 北京: 人民军医出版社, 2010.

20. 张汉传, 田玉科. 临床疼痛治疗指南. 北京: 中国医药科技出版社, 2008.

21. 赵继军, 周玲军. 疼痛护理手册. 北京: 人民卫生出版社, 2011.

22. 王保国. 疼痛医学. 北京: 人民卫生出版社, 2008.

23. 徐建国. 疼痛药物治疗学. 北京: 人民卫生出版社, 2007.

24. 谭冠先. 疼痛诊疗学. 3 版. 北京: 人民卫生出版社, 2011.

25. 刘俐, 李芸, 谢徐萍. 疼痛科护理手册. 北京: 科学出版社, 2015.

26. 景志敏. 常见疾病疼痛治疗与护理. 北京: 人民军医出版社, 2012

27. 刘延青, 崔健君. 实用疼痛学. 北京: 人民卫生出版社, 2013.

28. 宋文阁, 王春亭, 傅志俭, 等. 实用临床疼痛学. 郑州: 河南科学技术出版社, 2008.

29. 曹伟新, 李乐之. 外科护理学. 北京: 人民卫生出版社, 2003.

30. 陈伟鹏. 临床症状护理. 北京: 科学技术文献出版社, 1999.

31. 罗爱伦. 病人自控镇痛. 北京: 北京医科大学出版社, 1999.

32. 徐启明. 临床麻醉学. 北京: 人民卫生出版社, 2006.

33. 华克勤. 实用妇产科学. 3 版. 北京: 人民卫生出版社, 2013.

34. 曹泽毅. 中华妇产科学. 3 版. 北京: 人民卫生出版社, 2014.

35. 李开宗. 急腹症诊治临床思考. 北京: 人民军医出版社, 2011.

36. 程立红. 痛经患者必读. 上海: 中医药大学出版社, 1999.

37. 中华医学会. 临床诊疗指南疼痛学分册. 北京: 人民军医出版社, 2007.

38. 刘保江. 麻醉护理学. 北京: 人民卫生出版社, 2013.

39. 胡永年, 刘晓虹. 护理心理学. 北京: 中国中医药出版社, 2007.

40. 李少寒, 尚少梅. 基础护理学. 北京: 人民卫生出版社, 2006.

41. 刘莉, 吴琳娜. 疼痛护理手册. 成都: 四川大学出版社, 2013.

42. 陈孝平, 汪建平. 外科学. 北京: 人民卫生出版社, 2013.

43. Loos MJ, Houterman S, Scheltinga MR, et al. Evaluating postherniorrhaphy groin pain: Visual Analogue or Verbal Rating Scale? Hernia, 2008, 12（2）: 147-151.

44. Garra G. Singer AJ. Taira BR. et al. Validation of the Wong-Baker Faces Pain Rating Scale in pediatric emergency department patients. Acad Emerg Med. 2010. 17（1）: 50-54.